心理动力咨询
及治疗技术

Skills in Psychodynamic
Counselling & Psychotherapy

Susan Howard

[英] 苏珊·霍华德 著

吴明霞 等/译

重庆大学
出版社

参译人员

这是一本团队合作的译作，参与本书初稿翻译的团队成员如下：第 1 章：吴明霞、刘颖；第 2 章：杨晓婷、吴明霞；第 3 章：吴明霞、陆瑶；第 4 章：吴明霞、王杨、刘琴；第 5 章：杨晓婷、吴明霞；第 6 章：赵润平、李雄、吴明霞；第 7 章：武江、张智勇、吴明霞；第 8 章：武江、朱芹、吴明霞；第 9 章：杨晓婷、吴明霞；第 10 章到第 14 章：安晓鹏、吴明霞。代江燕翻译前言、后记及其他相关内容。初稿完成后由吴明霞统稿。

致 谢

　　首先，我要诚挚地感谢我的丈夫彼得在我撰写此书时给予的所有支持和帮助，谢谢他牺牲自己的时间帮我完成此书。此外，我还要感谢弗朗西斯卡（Francesca Inskipp），谢谢她在得知本书不得不推迟出版的时候仍给予我帮助和鼓励。同时，我还要感谢拉尔夫·莱兰（Ralph Layland），琳达·莫里森（Linda Morrison），玛丽·约翰（Mary John），阿莱西亚·珀金斯（Alesia Perkins）以及凯瑟琳（Katherine Choonucksing）对初稿的审读。最后，我想感谢所有给我帮助的人，尤其是我的来访者、督导以及参与萨里大学心理学博士临床心理学课程的所有学员。

目　录

心理动力学方法

心理咨询和心理治疗的工作建立在一个基本的前提下，即：陪伴与谈话的过程能够解决一个人的心理问题。其他所有的东西都起源于此：关于产生改变的理论，以及我们在践行理论时所使用的技巧和技术。我们越对自己诚实，就越有可能拥有满意而富有效率的生活，这是所有心理动力学的方法都认同的一点。但是这样做挑战太大，在没有指导的情况下是很难完成的。考虑到这些，考克斯（Cox）提出心理治疗是一个过程，"此过程让病人获得了做某些事的能力，而这些事他只靠自己是做不了的。治疗师并不会替病人做这些事，但是，病人在没有治疗师的帮助下做不了它"（1978:45）。

心理动力学方法的核心

那么，心理动力学方法和我们需要以此方法去实践的技术有哪些特质呢？作为一个与人密切工作、用过不同的治疗模型的人，我意识到我们经常做着相似的事，但却用了不同的名称。清晰地认识心理动力学治疗模型的特质，以便明确练习此模型需要哪些技术，这一点是重中之重。我将我认为能够定义心理动力咨询和治疗的内容归纳为四个方面：理论、治疗的目标、用到的特殊技术和技巧、我们对引起改变的因素的理解。

理论

心理动力学理论是一个发展的理论，这个理论基于一个前提：早期的经验和幻想[2]结合在一起共同创造了人的内部世界。内部世界的冲突及缺陷会强有力地影响一个人如何体验和应对（negotiates）外部世界、如何体验自己和他人以及他整体的心理适应性（psychological adjustment）。对一个心理动力学的从业者来说，不可能只是听来访者的故事而不去思考这个故事的起源，同样的，过去和现在之间的连接感也起源于此。

治疗的目标

动力治疗的目标既不包括也不排除可量化的症状改变或外显行为的改变。丁道尔（Tyndale）提出：心理治疗的目标是"理解过往的意义然后把它与现在进行分离（disentangle it from present）"（1999:54）。基于这个目标，我们的角色是帮助来访者修复其人生发展轨迹中的缺陷，并且直面他所受到的伤害和被自身防御掉的冲突。这使他开始意识到并且尊重之前否认了的自己人格的某方面。从而，动力学方法旨在让来访者的心理有更多意识的觉察，使他能在生活中更多地意识到是什么在推动着自己，如何去照顾自己的需要，并有更多自由和选择去决定自己要怎么做。远期目标是调动来访者自身的能力进行自我修复，并且帮助他在一个动态的过程中达成这个目标，这样他将不再需要我们在场（physical presence）就能继续和维持他自己的情感发展。

技术

心理动力技术在许多重要的层面与其他治疗模型有别。首先是我们对自己的利用。我们发展自己对来访者的移情和我们自己的反移情的能力，我们像一件精心调试好的乐器一样来接收、追踪和诠释来访者的内心世界。这要求我们不断地对自己和对方的心理功能和反应进行评估。其次，我们是以不同的方式创设心理空间的，这体现在我们对于设置、边界和涵容的特别注意，这样做有助于根据来访者的潜意识进行工作。其他的区别包括自由联想的运用、对防御过程的理解方式以及对诠释的使用。最后，心理动力学的工作者们尤其要与来访者交流中所使用的隐喻和象征进行调谐，要与他们的内部世界所传达的内容进行调谐。我们的出发点是：他与我们如何建立关系以及他在治疗中带给我们的材料都是有意义的。解读（decoding）来访者言语和非言语交流的意义被视为心理动力工作的核心技术。

导致改变的因素

心理动力学方法认为心理的改变是由三个因素导致的：洞察、涵容痛苦以及体验新的关系。在第 7 章你将会看到，不同学派关于这三个因素的重要性有相当大的分歧。然而，根据治疗的时长和强度、来访者的需要以及治疗师因素（比如其治疗取向），大多数治疗都包括这三个因素的混合体。

记忆和新的学习

虽然我们的大脑在刚出生的头几年最具可塑性，但神经的可塑性是持续一生的，所以我们能够不断地学习。神经科学研究的最新进展揭示了洞察力、涵容及对新客体的体验在与心理变化有关的学习方面为何有关联。赫布（Hebb，1949）有句名言说："一起激活的细胞联结在了一起（cells that fire together wire together）。"换句话说，当神经通路在同一时间被激活（fire together），大脑产生新的神经回路（wire together），这就伴随着新的学习。科佐林诺（Cozolino，2002）提出，之前解离的（dissociated）神经回路在被激活的同时伴随着感觉和理解，这些联结在一起就会导致心理的整合。与感觉和思维相关的大脑的各个部分开始联结起来，这种联结使得自我功能得以加强。在积极的情感背景之下产生的思考引起了神经的整合，这可能就是"治疗关系的质量是心理改变最重要的因素"这一发现的基础。

在我看来，在心理动力治疗中，这种成长和整合的潜在条件是被有意创造和充分利用的。心理动力治疗的特殊因素（比如创设一个分析性的空间、自由联想和移情诠释带来的情感影响）会使得激活与联结（firing and wiring）同时被加强，这会引起新的情感学习，进而促进整合，提高自我功能。

比如，科佐林诺就提到：共情调谐（empathic attunement）（包括涵容以及对于关系的不同体验方式）增强了大脑可塑性的生物化学过程，从而产生新的情感学习。同样，心理治疗师的目标之一，是帮助来访者调节情感（涵容）直到他们能够自我调节为止。能够忍受与调节情感是大脑发育的一个核心条件，即使在成年期也是这样。整合，伴随着修通，包含着洞察，增加了对先前不得不解离、防御和压抑的想法和情感的忍受力。最后，对叙事（narratives）的共同构建（co-construction）（例如，关于来访者的故事，或者治疗关系的故事）有助于多种神经网络的整合，这反过来也会有助于情感调节。同时，近期研究发现一些大脑实质性的结构性改变，使我们对大脑的工作原理有了更多的理解，这给"结构性改变"（structural change）的概念赋予了新的意义。

肖尔（Schore，2003）把心理治疗师比作神经外科医生，给出诠释就是"治疗师的手术刀"。当我们给出了一个精确、恰当和适时的诠释时，提高可塑性的生物化学反应就在大脑里产生了。同样，我们与来访者产生的深层情感联结使得右脑与右脑的活动同步，这刺激了类鸦片活性肽的产生，增加了愉悦的情感体验，情绪调节能力得以增强。科佐林诺提出，"这就像对一根治疗得很糟糕的骨头进行折断和正骨一样，就某种意义来说，记忆系统在这个过程中被松开了，这使得它能够以一种更积极的方式被改变"（2002:36）。

这些记忆系统大部分是"内隐的"（implicit）或者"程序性的"（procedural），也就是说，它们记忆的更多是与人相处的过程而不是具体的事件。桑德勒夫妇（1997）认为：过去无意识地储存了我们在生命最早期与他人相处的经验，这就成了后来在一生中，我们怎样体验自己、怎样管理自己的情绪以及怎样与人建立关系的基础。比如，一般来说，我们主要根据自己被抚养的方式来抚养自己的孩子，这个事实说明了程序性记忆的一个基本功能。因

心理动力学方法

为这些经历发生在我们能够对它们进行言语编码之前，所以它们不能作为实际的记忆（actual memories）被提取出来。相反，当我们和他人相处时，尤其是我们的依恋系统被激活时，这种记忆就被活化（enacted）了。进入治疗就是这样的一个时刻：来访者与他人相处的模式在他们与我们的关系中被激活了。心理治疗的作用涉及程序性记忆的变化，这改变了我们的来访者与他人的关系，以及他们与自己的关系。

作为一名心理动力学工作者，在你的技术体系中有一个非常重要的工具，那就是要具备足够的、有关记忆的工作原理的实用知识。例如，对事件的记忆或者"情景"（episodic）记忆[1]是不能被放下的，除非有关的脑组织被髓鞘化（myelinated），意识到这一点是很重要的。髓鞘化要到3岁左右才完成，这就是为什么我们几乎没有3岁之前的自传体记忆的原因。记忆是一个重构的过程；我们记住的东西很少是完全正确的（真实的），更为普遍的情况是：我们的记忆在一定程度上是不准确的，是被我们自己的偏见和信息处理的方式所影响的。因而，理解创伤如何影响记忆，了解在创伤过程中大脑如何运作的相关理论，也是非常重要的。

有些事我们能相当肯定，比如，一个人没有8岁或者10岁之前的记忆，那么他很可能是用潜意识的审查[2]来保护自己免受心理上的痛苦。一个在童年中期母亲去世的孩子可能不会记得他的母亲，因

---

[1]　指片段的、不连续的记忆。——译者注
[2]　指防御。——译者注

为知道自己失去了什么对他来说可能是难以忍受的。其他事情我们很少能肯定；比如，在催眠过程中获得的记忆是真实的，还是当心智处于难以区分现实和想象的状态下，被偶然地创造出来的？心理动力学的一个优势就是我们悬搁（suspend）了判断，容纳了在不知道记忆是否真实的情况下所产生的不确定感。与此同时，我们发现来访者的叙述跟他的心理是有关联的，因此，即使我们对记忆中真正的事实到底是什么有争议，我们也知道，对他而言，他的故事里存在着一个潜在的真实（underlying truth）。

我们怎么知道它在起作用？

由于我们生活在这样的文化中：不断要求我们证明自己所做的是有价值的，并为疗效建立标准，因此，能够证明心理动力学疗法的功效对我们的职业来说是至关重要的技能。虽然大多数从事咨询实践的人都不做疗效研究，但我们需要知道证据基础确实存在，并且能够对其进行讨论。只是口头上说我们知道心理动力治疗工作有效果、起作用，这已经远远不够了。为了我们的来访者和我们的职业，为了使转介者和潜在的来访者对我们的治疗方法保持信心，我们需要能够阐明心理动力治疗如何有效以及为何有效。

目前心理治疗研究的"金标准"是随机控制实验（randomised controlled trial，RCT）。它是被广泛应用于建立认知行为疗法

（CBT）的证据基础，而心理动力疗法因为没有采用 RCT 研究而被批评。然而，不管是 RCT 研究的基本方法学假设还是它探询心理治疗性质的相关问题的能力，都不能让它成为一种能够证明任何治疗模型的有效性的合适的研究方法。理解 RCT 的局限性以及理解基于 RCT 研究的局限性是非常重要的（Vanheule，2009）。而同时，我们需要让自己熟悉那些结果研究（outcome research）的方法，这些方法可以使我们满意地呈现我们实际所做的工作以及临床实践的复杂性。对我们来说，重要的是以一种批判性的、科学的思维方式来思考成功和不成功的治疗中发生了什么。进行证明心理动力治疗的有效性的研究是非常必要的，但我们在这方面比较迟钝，这已经给我们造成了不良的影响。关于心理动力治疗的有效性方面，已有大量的研究供我们参考，这在洛辛格 - 博勒勃和塔吉特（Leuzinger-Bohleber & Target，2002）、罗斯和冯纳吉（Roth & Fonagy，2005）以及库珀（Cooper，2008）等研究者的书中已有总结。

在不久的将来，神经影像和其他测量神经学改变的技术的发展，很可能会对心理动力治疗到底带来了哪些变化以及这些变化如何发生有一个更加精确的评估。正如科佐林诺（Cozolino，2002）等人提到的那样，心理动力治疗实践中的成分与神经科学里关于变化是如何发生的理论相对应。现在还不能证实这一点，但未来，对于我们所使用的技术中哪一个对哪类人最有效，可能会有更加精确的指导。

本书的目的

海纳（Haynal，1993）说，"治疗技术被正确地学习和应用是一种幻想"，我写这本书也是本着这样的观点。治疗是一个微妙的、多侧面的任务，也是人与人互动中最私密、最复杂的方面，因而不可能从中抽取出一系列的指导语。但是，结合你自己的治疗或咨询以及好的督导经验，一本技术书就非常有用，你能够为你的工作制订一个框架，使你对自己所做的工作有更加全面、深入的理解。

本书第一个目的是促进你对"如何实践"的理解，并提高你的实践技能。我希望你读了此书之后，能够除去心理动力学工作的神秘感，并在运用心理动力技术时更加自信。成年人通过经验来学习是最好的，这已被很好地证明了。因此我综合了大量的个案研究，包括两个贯穿整本书的个案。我希望，通过聚焦于个体治疗的来访者们的体验及其治疗师所使用的技能，能够使你沉浸在类似的经验性的学习中。个案是虚构的，但不能否认的是，有些情境确实来源于真实的治疗实践。本书也包含了一些关于你可能遇到的特定技术问题的实用建议。我再次强调，这不是一本"食谱"，它不能告诉你作为一个治疗师该怎样应对每一种遇到的情形，它更像是实践指南，你可以把它作为一个基础来思考自己的工作。我认为我们作为心理治疗师的成长更像是精心打制工具 [1]，而不是

---

[1]　这个工具指的是我们自己。——译者注

按照手册做事。

本书第二个目的是在理论和实践之间建立联结。技能的教授和学习如果没有清楚的理论体系来支撑的话是非常令人迷惑的，尤其是在从业生涯的初期。既然我们的理论定位直接影响着我们怎样理解来访者的无意识交流和我们在工作中使用的技术和技能，那么，理解我们为什么做我们所做的是非常重要的。一个充实的理论框架会带给我们应对来访者所带来的混乱和扰动的安全感，而正是这种安全感推动来访者最初进入治疗。理论框架也帮助我们维持好的治疗并避免野蛮分析。在我们的自我体验中，我们通过治疗师对技术的运用来吸取其理论取向。这些经历被编码成了程序性记忆，它们不可能被轻易地转换为概念上的理解。当然，督导师和训练者不是总能将他们的实践与其理论取向清晰地联系起来呈现给受督者。综合这些因素，把我们自己从被治疗和被督导的经验中分离出来，并将自己的理解编码以形成文字，这并不容易。因而也很难客观地思考如何根据不同来访者的需求选择相应的技术，或者，也很难理解选择一种方法而非另一种方法的原因。基于这些考虑，我想解释一下我的临床取向，我的临床取向是在我自己的经验中形成的，这些理论观点对我自己来说是有意义的。我的心理动力治疗工作及方法主要受到英国的温尼科特、费尔贝恩、巴林特和美国的科胡特等精神分析家的影响。他们在英国精神分析独立学派中有着巨大的影响力。在我的职业生涯中，尽管也被心理动力学各个取向的督导者所督导过，但我的自我体验和大部分的督导都是在独立学派传统下进行的。独立学派的一个特点是：来访者的内心世界和外部现实被认为是同等重要的。我的这一立场贯穿了整本书，以此来反映它的重要性。在这本书中，我也结合了鲍尔比（Bowlby）的依恋理论。鲍尔比是一个精神分析师，其依恋理论基于精神分析，但却立足于科学研究。作为一个临床心理学家，我特别重视研究和实践之间的联系。

心理动力治疗的核心能力

莱玛和她的同事（Lemma et al，2008）已经说明了有效的心理动力治疗的核心能力，或者说技能。这些能力提供了一个训练的框架，会成为证明实践者是否拥有能够在英国公共部门独立工作之必要技能的标准。这本书系统地讨论了大部分核心技能。熟悉这些技能将为你奠定基础，使你在能力框架内得到有效的训练。表1.1列举出了这些能力以及它们所属的章节。

这本书定位于技术，前提假设是：你已经对心理动力治疗的概念和理论有了基本的了解，所以我引用了一些术语却没有给它们下定义。如果你尚缺乏基本知识，那么霍华德（Howard，2006）的书将会帮助你。

表 1.1   **心理动力实践中的核心能力（改编自 Lemma et al, 2008)**

一般 治疗能力	职业指导下的相关知识和操作的能力	第 2、13、14 章
	有关治疗模型的知识，有能力理解并应用于实践中	第 1、7 章
	吸引来访者的能力	第 4、5 章
	建立与维持好的治疗联盟的能力	第 5 章
	处理会谈的情绪内容的能力	第 2、9、13 章
	管理结束的能力	第 12 章
	进行一般评估的能力	第 11 章
	充分利用督导的能力	第 14 章
基本的 动力学能力	具有与动力学方法的基本原则和原理相关的知识	第 4、7 章
	评估动力学方法适用性的能力	第 11 章
	形成动力学构想的能力	第 11 章
	建立和管理治疗框架和边界的能力	第 4、13 章
	使用潜意识交流的能力	第 6、9、10 章
	维持分析焦点的能力	第 2、12 章
	识别和应对治疗关系中的困难的能力	第 5、13 章
	利用来访者的内部、外部现实进行工作的能力	第 13 章

注解

1 为了简化表述，我用"治疗"和"治疗师"来代指咨询和治疗实践这两者。

2 我用"fantasy"来代指意识的过程，用"phantasy"来代指无意识的过程。

3 可塑性（plasticity）指的是大脑神经元之间建立新的联结的能力。任何新的学习都包含了新联结的产生。虽然大脑在婴儿期最具可塑性，但大脑具有不断建立新联结的能力，这会使我们在整个生命进程中都具有学习的能力。

拓展阅读	Gerhardt, S.(2004) *Why Love Matters:How Affection Shapes a Baby's Brain.*Hove:Brunner-Routledge.
	Hart, S.(2008) *Brain, Attachment,Personality: An Introduction to Neuroaffective Development.*London: Karnac.
	Howard, S.(2006) *Psychodynamic Counselling in a Nutshell.* London: SAGE.

成为治疗师：
通往技能精熟的
个人之旅

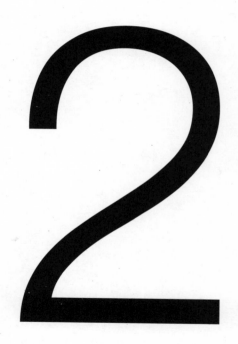

很少有人刚开始培训就掌握了所有的心理动力学技术，要成为熟手，我们需要拥有一些个人特质作为基础。正是这些特质使这个人通过培训的磨砺后，能够发展其个人技能，使其成为成功的咨询师和治疗师。

成为治疗师：
通往技能精熟的个人之旅

起始点

有能力理解到每个人都有自己的想法，他们的感觉、意图和需要与自己有差异，这一点对于任何新手治疗师来说都是最为重要的。这包括要有心智化的能力。贝特曼（Bateman）和冯纳吉将心智化定义为心理过程——个体"在有意图的（intentional）心理状态（如渴望、需要、感觉、信念和归因）的基础上，对自己和他人的行为进行有意义的解释"（2004：21）。这要求想象力的飞跃以构想他人可能的想法或感受。矛盾的是，意识到自己不能绝对知道他人的想法和感受，这一点正是高水平的心智化能力的表现。换句话说，我们需要知道他人有他人的想法，我们可以凭直觉知道他人的意图，但同时我们也可能用自己偏好的方式来解释世界从而误解他人，对这种可能性我们需要保有开放的心态。霍尔姆斯（Holmes）认为心智化能力不是一种一成不变的心理特质，而是"或多或少会出现或缺失的一个过程、一种能力或技能"（2006：32）。心智化能力随心理状态而变化，例如在重大的压力之下，人们一般会丧失部分心智化能力。

冯纳吉和塔吉特（2003）也让我们注意到这样一个事实：心智化的一个重要部分包括我们有能力向内看，并把自己当作有心智的存在（mentalizing beings）去体验。有时，经历过童年创伤的人会发展出有偏差的心智化方式：他们对他人的需要和心理状态十分敏感，甚至过分警觉，但对自己心理状态的反省却是受限的。之所以这样，部分原因是由于害怕向内心看的话可能会发现什么。那些心智化能力受限的人被助人行业吸引想从事相关工作，这样的情况一点儿也不少见。

心智化能力是一种核心能力，与我们和他人建立关系并反省我们在该关系中的贡献的能力相关。因此，心智化能力是对任何想接受培训成为治疗师的人的基本要求。心智化能力的提升与成功的治疗有关，大多数治疗师会发现他们的心智化能力在治疗中提升了。从某种程度上来说，这是在训练中成长的一个必要领域。

心智化是共情的基础，共情是治疗师的技能之一。研究发现，共情是成功建立治疗联盟的必要条件。共情包括想象成为另一个人是什么样子，并能感同身受地通过对方的眼睛看世界。然而，区分共情和过度认同是很重要的。共情时，我们需要想象成为另一个人是什么样子，把他的经历想象成我们自己的，但没有与他融合。如果我们过度认同对方，我们就会混淆自我和他人，同时可能将我们自己的感受和意图错误地归于对方。这种情况一旦发生，我们的经验和内部世界就会受到扰乱而不能启发我们去理解对方的处境。

成功治疗关系的建立基于真诚（genuineness）。在治疗上，真诚指的是治疗师能够以真实的而非"做"出来的情绪反应与来访者建立关系的能力。这意味着有能力从"真自体"（true self）而不是"假自体"（false self）的角度来回应来访者（Winnicott, 1965a）。真诚是否能被直接教授而得？是否应作为训练的必要内容？人们对此观点存在分歧。我认为这是必要的，因为一个从"假自体"的角度来操作的治疗师是不能够自发地、真实地回应来访者的需求的。具有"假自体"人格组织的人通常需要大量治疗才能与自己的真实自体相接触，温尼科特警告说，这样的人从事心理动力治疗工作是有风险的。然而，只要拥有真诚的特质，就能通过培训和治疗进一步提高治疗技能。

作为治疗师的真诚还包括一个和谐的、宽泛的参照框架，大到足以使你的来访者能在任何事物之间自由地进行联结和解开联结。真诚还包括相互性（mutuality）。我这样说并不是指对等地分享你自己的信息，而是创造一个共享的治疗空间，在其中你作为治疗师对发生在你和来访者之间的事作出真诚的回应。

治疗师也应能够退后一步，就像从自身之外看自己那样，用客观的态度看待自己的心理状态、行为和想法。这就是所谓的"观察性的自我功能"。观察性的自我指有能力像他人那样看待自己的想法和行动，认识到一个人的行为和反应既被内部潜意识需要推动，也被意识得到的想法左右。一个人只有在自体发展足够好的情况下，才可能具有观察性的自我功能。没有足够自我强度的人会发现从自我中抽离是很难的，或者要承认自己的内在世界与外在世界之间有张力，这是难以忍受的。如同心智化一样，观察性自我功能也会变化，尤其是在压力之下。同样的，这一功能也有望在训练中增强，尤其是治疗师自己接受治疗之后，观察性的自我功能会得到提升。

我想提到的最后一个人格特质是正直（integrity）。正直包括诚实、可敬、可靠、有礼貌等性格特征。尽管可以通过治疗和培训增强，但这些特质也是无法教授的。这些重要特质是以伦理的、专业的方式进行治疗实践的基础，是治疗实践所要求的胜任力。

现在我将向你介绍维姬，她成为一名治疗师的过程将在本书中详细描述。

> 维姬是个单身女性，三十出头，曾因抑郁前来寻求治疗。她觉得自己的抑郁由两件事引起：第一件是一段长期关系的破裂，第二件是在销售职业生涯中她不知道该何去何从。她觉得自己虽然努力工作却得不到支持和认可。由于她的伴侣出轨，他们的关系破裂了。先前他们的关系曾出现过问题，她和伴侣都曾严肃地承诺彼此忠诚。她不明白是哪里出了错。
>
> 维姬和父母的关系很复杂，有时很困难，特别是和父亲。她把自己10岁以前的童年描述为"正常的，相当平常的"。她们家来自英格兰北部，她是4个孩子中的老大。在她1岁时，她的弟弟詹姆斯出生了；詹姆斯患

有先天性心脏病，在他 6 个月大的时候就要做手术。她的另外两个弟弟爱德华和乔治，分别比她小 7 岁和 9 岁。在维姬 10 岁时，詹姆斯得了一种罕见的癌症，两年后死去。她的父亲因为自己最爱的长子的死而深受打击，在悲痛中疏远了家人。她的父母在大概一年之后离婚了。离婚后，父亲搬去了伦敦，很快再婚，组建了第二个家庭。在去伦敦读大学之前，维姬很少见到他。在选择大学时，她明显受到父亲的影响，想离他近一点，事实上父亲也鼓励她搬到伦敦并表示支持她的学业。然而，对于父亲与其新家庭的关系，维姬十分纠结，她嫉妒他们得到的关心，并与詹姆斯死后父亲对自己和弟弟们的关心作比较。

在詹姆斯死后家庭也破裂了，维姬的母亲患了未确诊的抑郁症。母亲以不停忙碌来应付自己的抑郁，这也是她重新工作的部分原因。这使得维姬与她接触的机会减少了。维姬变成了两个弟弟的照顾者，在放学后和假期里照顾他们。在家务方面，她也承担了重要责任。这意味着她与朋友们交往的机会大大减少，在学校她经常觉得自己是个异类。

尽管家庭压力大，维姬的学业依然很优秀，她决定读大学。她选择了心理学，因为她想更好地了解自己和家人。但她失望了，因为她的学位没有给出她所期望的答案。她考虑过在心理学领域发展自己的事业，并且在销售公司做假期工期间她得到了一个工作机会。有公司要招她，她受宠若惊，接受了这份工作。她努力工作，在一个颇有声望的销售公司很快升到高级职位。她花了大量时间去指导和培养下属，但是依然觉得自己的职业需求没有很好地得到上司的认可。

维姬的正式恋爱关系都只能维持两三年的时间。她意识到自己总是被那些需要她经济支持和情感养育的男人吸引。不过，一旦成功，他们就离开她，投向别人的怀抱。她的上一段感情开始出现不同。那时本已经事业有成，在情感方面也很有韧性。然而，一年后他失业了，而且开始大量饮酒。维姬支持和帮助他渡过了难关，后来他找到了另一份工作。他的酗酒一得到控制，他们就开始谈婚论嫁。然而，一天晚上他回到家，告诉她他已经爱上了戒酒小组里的一个人，他要离开她与那个人在一起。维姬惊呆了，她彻底崩溃了。

维姬看起来很有吸引力，有活力又干练；穿着打扮总是很得体，却经常感到自己很卑微。她有许多女性朋友，她很重视她们，努力维持友谊，在别人需要时总是出手相助，常常因此牺牲了自己的计划。只有一个朋友知道她很抑郁，在接受治疗；在大多数人眼里她过得很好。甚至那个知道她接受治疗的朋友在得知她抑郁时也很惊访。与其他人一样，那个朋友也认为维姬坚强、独立，对生活的变化无常应对良好。

维姬对我们的关系很小心，她试图弄清我想从她那儿得到什么以便照顾到我的需求；她很难接受自己也有需要并且自己的需要得到满足是合理的。她害怕崩溃，这使得她很难真正允许自己脆弱。虽然如此，她在治疗中仍然很努力，开始理解她抑郁的根源，并且在咨询室外、在生活中作出了重要改变。

在维姬接受治疗刚满一年的时候，她告诉我她想接受培训成为一个心理动力治疗师。寻求一个更能自我实现的事业是贯穿我们治疗的主题。她经常表示希望学以致用（心理学）。现在她找到了一条路。

个体治疗的重要性

维姬家庭破裂和个人挣扎的故事，以及她通过自己的治疗成为一名心理动力治疗师的道路并非不同寻常。尽管不是所有决定成为咨询师或治疗师的人都经历过这些，但很多人都是这样的。我赞同曼德尔（Mander，2007）的观点：我们与来访者共有的一个最重要的方面就是我们的脆弱性。的确，"受伤的疗愈者"（wounded healer）这一概念在心理治疗的词汇里为人熟知，甚至有一本书的标题就包含了这个术语（Rippere and Williams,1985）。正是修复自己和家人的创伤这一愿望使得我们选择了这一职业。像维姬一样，一些人在选择治疗师这一职业之前，已经发现他们自己需要帮助，也正是他们自己的治疗体验推动了他们向这个方向前进。然而，其他人进行个体治疗是因为他们决定了要接受训练，接受治疗是为了满足课程的要求，或者是因为他们发现在把自己当作帮助他人的工具之前应该这样做的重要性。

在我看来，不管如何入行，这些未来的治疗师都在成为心理动力治疗的熟手的道路上迈出了最重要的一步。正如博拉斯（Bollas）在一个略微不同的语境中所说的，"为了找到病人，我们必须先在自己身上寻找病人"（1987：202）。治疗的过程就是两个人来到一起，进入一段关系，设定的目标是帮助其中一人处理其心理和情感的需要。在这一过程中，我们拥有的最主要的工具就是我们自己，而我们增强这个工具的效力最重要的方法就是治疗我们自己。心理动力治疗师需要具备敏感调谐（sensitive attunement）的技术，在把自己作为移情客体（transferential object）时能够容纳来访者情绪需求的能力，以及在压力下还能保有功能的能力。如果我们对自己的认识不够好，我们就不能成功地做到这一点，也不能以既深刻又有用的方式去记住（registering）来访者的体验。

被治疗还有许多深层的好处。首先，作为一个来访者的经历会时刻提醒我们作为来访者而非治疗师的角度是如何感受的。尽管现在距我开始自己的治疗已经二十多年了，但是第一次去见我的治疗师时那种焦虑仍然历历在目：她是什么样的人？我能否和她友好相处？她是否想帮助我？我仍然用那次经历提醒自己，不论对我来说见一个新的来访者是多么平常的事，对那个来访者来说一点都不平常。他可能和我当初一样有着类似的焦虑。而且，我知道，一个人既需要帮助同时又担心去见的那个人能否给自己所需要的帮助，这种感觉是什么样的。我知道，想到自己的治疗师要去度假或者需要取消一次咨询，这种感觉是什么样的。我也知道，说出那些需要说出的事情之时的那种纠结，或者允许自己去感受那些自己知道的但很勉强去承认的感受是什么样的。我知道，被某种力量填满而自己却力不能及和无法控制，那种感觉是什么样的，以及看到自己在治疗中付诸行动时所产生的沮丧的感觉是什么样的。我还知道，当朝思暮想的改变姗姗来迟或者在有所改善之后又反复时挫败的感觉是什么样的。

我知道，作为一个来访者在一次会谈的中间或结束时所感受到的痛苦是什么样子的；作为一个来访者，治疗师在自己还没准备好的时候就结束，所体验到的心烦意乱的感觉，想着自己要怎样应付那种痛苦，我知道这是什么样的感受。我发现对我来说，紧跟着这样的一次会谈之后，我心里有些东西会发生变化，我也会因此感觉好很多。我还发现，不管我多么心烦意乱，我都没有因此被毁坏，而是从中恢复过来。作为一个临床心理学家（不要求接受治疗）的培训者，我注意到那些自愿选择接受治疗和没有接受治疗的人之间真的存在差异。那些没有接受过治疗的人（受训者）更可能焦虑来访者会因为在咨询中变得非常痛苦而受到伤害。结果，因为他们自己的焦虑和自责，他们会退缩，不推动来访者体验强烈的情绪。那些自己接受过治疗的人知道：自己可以在强烈的、痛苦的情绪中存活下来，而且这真的会导致改变的发生。因此，他们通常不会那么担心来访者体验到强烈的情绪，也更有信心去容纳这些痛苦。

我并不是说，在我工作的时候我一直把自己的治疗体验置于工作的中心——这不仅是自我陶醉还会适得其反。我也不会不断告诉来访者我自己的治疗体验——这也会适得其反，关于我的那些事情他们不需要知道，否则就具有侵入性。但有时候回忆起我自己的体验的确很有帮助，特别是在我发现自己很难共情来访者的时候。与其他治疗师一样，我也有这样的时候，由于我自己内部世界的问题或者在治疗关系中所发生的事情，使得我比起其他人更难体会到来访者的内心世界。不过，把自己放在来访者的位置上，记起自己作为一个来访者的感觉是什么样的，这会帮助我重新与来访者产生联结。有时候，让来访者知道你根据你自身的体验可以理解他在治疗中努力去面对困难时的感受是什么，这也会有所帮助，尤其是在来访者感到孤独或者感到羞耻的时候。

如果治疗师在自己的治疗中受益匪浅，他们的调谐能力和敏感性往往能够得到特别好的发展。他们也常常是富有创造力的治疗师。

这就好比，一个人（治疗师）自己的心灵被另一个人深深地触及了，这个人（治疗师）就能够发展出一种能力——超出通常水平的调谐能力——来触及来访者的需求和情感的最深层面。

我自己也需要治疗，这是一个提醒，提醒我和来访者之间有许多共同之处；同时，我的这一需要也是一副解药，能够在我自以为是时治愈我。在心理健康行业里，非常关注"他者化"（othering）的过程，也非常重视识别我们进行他者化的方式以及采取措施避免他者化。他者化指的是把有心理健康或情绪方面困难的人看作"别人"（other），看作与我们自己这个提供帮助的人不同的人。他者化意味着：提供帮助的人不会而且从来没有受到过自己生活中的困难的影响，因而她认为自己之所以成为助人者，是因为自己的内心从未挣扎过。这会使人觉得治疗师很强大、无所不知，并且总是对的。这也会导致来访者被他自己和治疗师体验为无力的、无知的和总是错的。在我们的文化中，有情绪困难而且自己无法处理，这常常带给人羞耻感。他者化会鼓励治疗师轻视来访者，来访者崇拜治疗师，而这纯粹是基于这样一个错误的想法：治疗师和来访者两个人当中仅有一个人有情绪困难。在治疗关系当中，以及在更广泛的心理健康社区中，他者化的过程往往成为权力滥用的根源。有时候权力滥用是明显的，例如在身体、情感甚至性方面欺凌精神病患者。更多的时候，权力滥用是微妙的、不易察觉的，渗透在我们的态度以及我们工作的机构当中。如果我们牢记：我们自己也曾苦苦挣扎以战胜情绪困难，而且还一直这么做着，就不太可能"他者化"我们的来访者。

其次，理解我们自己为什么会选择治疗工作作为职业，这一点很重要。当被问到的时候，大多数新手治疗师会说："我想帮助别人。""想帮助别人"这是一个重要的起始点，我们为什么需要以这种方式来帮助别人，对此有更深层次的理解则是更基本的点。在更深的水平上，成为一名治疗师的动力，往往与我们自己发展历程中的潜意识冲突和未满足的需要有关。例如，人们想帮助别人是因为想要通过修复来访者来修复自己家庭中受伤的成员，这种情况并不罕见。同样，一些想成为治疗师的人自身难以与人建立亲密关系，他们与来访者的关系提供了一个机会来获得类似的亲密感。其他人成为治疗师是为了通过关爱他人替代性地满足自己被关爱的需要。使我们成为治疗师的这些动机通常是无意识的，很少能被理解到，除非我们开始了对自己的治疗。这些动机并不是成为一名治疗师的阻碍，但是我们确实需要对其进行理解和工作。这样做是我们个人职业发展的一个重要部分。

如果这些议题没有在个体治疗中处理，就会产生这样一种风险：治疗师就会利用她的来访者来解决自己的发展和情绪的需求。这样会对治疗师、来访者或对双方都产生很多不利的后果。例如，治疗师可能难以适当地认同来访者，结果要么过度认同来访者、要么不能足够认同，以至于"他者化"来访者。或者，由于自己有需要，治疗师可能会难以维护治疗边界。或者，治疗师可能会在自己训练不足的情况下接待超出自己能力范围的来访者，或者接待自己帮助不了的来访者；然后进行"英勇的"、可能是徒劳的尝试去治疗来访者，在这种尝试中来访者可能会被进一步伤害。当治疗师自己受到扰动而不再适合做治疗工作，需要暂停或者对某些人来说需要永久停止治疗工作之时，治疗师可能会没有能力识别这一点。

心理动力治疗涉及两个心灵之间在意识和无意识层面相互影响的互动。每个心灵都有一股拉力指向强迫性重复，这是一种对发展的失败或者过去的创伤进行重复的需要，以尝试通过这样的方式来成功地修通它们。一般来说，打破强迫性重复有利于来访者的内在世界和发展需要（Kumin，1996）。在这个方向上保持平衡是治疗师所需技能的一部分。然而，治疗师也可能被重复过去的需要所控制，而这会对正在进行的治疗工作产生破坏性的影响，有时会导致来访者危险地付诸行动，或者偶尔也会导致治疗师付诸行动。那些没有充分处理自身重复需要的治疗师更有可能创设一种情境，在这种情境中治疗师重复自己过去创伤的需要打破了来访者强迫性重复的平衡，使其远离来访者的内部世界而转向治疗师的内部世界。正如库敏（Kumin）所观察到的：有时候，这会导致在治疗中重复治疗师过去的创伤。

> 茉莉娅在心理动力学框架下工作，但她自己只接受过少量的治疗，而她的治疗师也从未挑战过她。茉莉娅的生活中有过数次同样的体验：心里充斥着害怕和恐慌，相信自己就要死了。在治疗中她没有暴露这一点，因为她

担心治疗师会认为她问题太大而无法继续接受培训。成年的茉莉娅找到了应对自己这些感觉的方法，但是她从未将这些感觉和自己的生活故事联系在一起进行思考，哪怕最表浅的思考也没有。在茉莉娅18个月大的时候，她被人发现浑身肮脏，被锁在房间里，绑在童床上，而她的母亲则在酒吧里，自那以后茉莉娅的外婆把她养大。她的母亲后来承认她希望茉莉娅死掉。

做了几年的咨询师工作后，茉莉娅会见了一名被焦虑感折磨的教师，其母亲也在她18个月左右时抛弃了她。茉莉娅对她产生了强烈的认同，开始感觉到越来越强烈的恐惧，觉得自己要死了。随着茉莉娅变得更加痛苦，治疗气氛也变得高度紧张，感觉要失控。一天，来访者很不安，因为她确信自己给班里的一个孩子下毒了。茉莉娅对此过度焦虑，在没有与督导者讨论的情况下就告知来访者她不能对这个消息保密，并将此事报告给了有关教育部门。结果那名教师被停职了，她觉得茉莉娅背叛了自己，就结束了治疗。后来这名教师洗清了嫌疑。朱莉娅意识到自己出现了严重的问题，便向督导师寻求帮助。很明显，朱莉娅不能忍受"孩子可能受到伤害或者有危险"的想法，因而突兀行事。她没有试着去评估那位教师毒害孩子的信念是象征性的沟通还是确有其事。她自己失去了象征性思考的能力和心智化的能力。

用库敏的话来说，来访者通过"毒害"一个孩子激活了治疗师过去的创伤。茉莉娅不能处理和涵容来访者的偏执焦虑，是因为在这之前，她没有代谢掉（metabolise）自己被一个有谋杀意图的母亲摆布的经历。

尽管我从未认为治疗可以解决所有发展性的失败，但是，应该训练治疗师在遇到困难时识别这一点的能力（自己的发展性失败），比如，在与来访者的工作中，来访者推动治疗师针对自己的过去再进行治疗。不管是治疗师先前未触及的未知领域，还是没有被充分解决的发展性的需要或冲突，她都应该认识到自己的反应是需要帮助的信号。这可能要通过督导得到帮助，或者某些情况下需要通过自己的进一步治疗得到帮助。茉莉娅不能认识到自己处于困境中，是因为她没有做必要的工作去认识自己的处境。结果，她没有能够思考来访者带来的材料，而是被推动着作出了行动。当她的来访者重复了茉莉娅创伤中的重要方面时，她过去未解决的创伤就显现出来了。相比之下，维姬则能够探索自己过去的创伤。

不过，我觉得维姬还没准备好把心理动力治疗师作为职业。因此，我对她想立即开始培训课程感到担忧。我有许多顾虑：首先，我感到在她生活的方方面面，包括在治疗中，都将自己对关心的需要投射到了他人身上，而不是承认自己的需要并寻求直接满足。她难以接受我的照顾，反倒经常照顾到我。我担心如果她过快开始培训，她会牺牲自己的需要去关心来访者。除非她能够接受关怀，否则我会担心她也许不能适当地关怀来访者，同时，若是她试图这样做，会对自己或者双方造成伤害。例如，她可能需要来访者长久地依赖自己以便通过关怀他们来替代性地满足自己对关怀的需要。

当我向维姬表达了我的担忧之后，她比以前能够更多地反思她为关照他人奉献了多少自己的生活，以及当没人关心她的时候她是多么生气。她意识到，在工作中她指导下级员工却没有人用同样的方式去指导她，这让她多么沮丧。这使得她触及自己对被关怀的深深的渴望，她能够承认她多么渴望得到我的关照，同时又多么害怕那样做会使自己变得依赖我。这次工作的结果是，维姬能够向自己的直接上司提出想得到指导的请求，并在随后得到了她所需要的支持。

维姬也能够告诉我她多么希望像我一样，她想成为一名治疗师的愿望引出了她想在其他方面也像我一样这个希望。这使我想到，她是如何两次失去自己的母亲，以及那是多么痛苦的经历。第一次是她的弟弟在她出生后那么快就出生了。第二次是在詹姆斯之死和随后的婚姻破裂之后，她的母亲患上了未确诊的抑郁症。维姬意识到她不想像自己的母亲那样，而在我身上，她发现了她想要认同的人。

矛盾的是，在探索这些议题中，我对维姬申请培训的事不那么担忧了。不过，当她决定再等一年的时候，我还是觉得如释重负。这样做，她给了自己一个机会去接受关怀，同时免于承受关照他人所带来的压力，而这是培训必然会带来的。

并非所有的治疗都是关于修通发展的缺陷或修通过去或现在的伤害的；治疗也为拓宽和加深自我认识创造了机会，尤其是对于我们的盲点，我们如何保护自己免受精神痛苦，以及认清在我们的早年生活中使得我们变成现在这样的积极和消极因素。同时，治疗能够帮助我们识别这样的时刻：我们合理化（rationalise）自己的行为，或者为了把自己看作一个好人而进行的自我欺骗。治疗也能够使我们进一步认识到：我们的世界观受到我们自身经历的影响，对我们来说是独一无二的，但并不一定被他人认同。正是这种水平的自我认识，帮助我们与来自各种各样背景、呈现出各式各样困难和情感需求的来访者进行工作，并在这个工作所带来的改变中找到自己的道路。治疗也帮助我们去理解自己和来访者对治疗关系的构建所作的贡献。

很多来找我们治疗的人觉得自己是局外人（outsiders），有的是因为他们所经历的情感困难使其觉得自己与众不同，有的是因为在某些方面他们是（或者觉得自己是）背井离乡的人（displaced）。同样，我们中的许多人之所以被这类职业吸引，也是（或者也觉得自己是）局外人。英国的很多心理治疗机构的人员组成比例失调，

成为治疗师：
通往技能精熟的个人之旅

他们大多数来自其他文化和国家，这一事实可以粗略地说明这点。当然，"觉得自己是个局外人"有很多可能的原因：可以是明显的，比如来自国外；或者是较不易察觉的，比如从一个社会经济群体转移到另一个。它也可能起源于家庭，例如一个来访者说自己一生都觉得是个局外人，因为他的双胞胎兄弟排斥他（包括使用他们自己的语言把他排斥在外）。当然，在某种程度上，以一种意义深远的方式来看，我们都是局外人。俄狄浦斯情境（oedipal situation）的挑战在于，它要求我们认识到在父母之间或者在他们与其他亲近的人之间的亲密关系中，我们是局外人。在治疗中，面对我们自己身处局外的感觉，可以帮助我们共情来访者的被排斥感。当然，在移情关系中，这也是非常鲜活的，我们不得不面对这一现实：我们被排除在我们自己的治疗师的大部分生活之外，正如我们的来访者被排除在我们的生活之外。

通俗地说，治疗师自己的治疗给了她一个机会，以一种在心理动力工作中无法获得的方式，去体验资深的专业人员在工作中的状态是什么样的。与其他治疗模式不同，心理动力治疗师并不例行公事地通过现场或者录像彼此观察。这意味着很少有机会通过观察或者模仿别人做治疗去学习新技能。对接受培训的治疗师而言，她自己的治疗是她唯一的机会去现场倾听治疗工作的某些方面该如何着手，例如在一次治疗中如何涵容极为强烈的情感。当然她也可以体验到作为来访者所感受到的影响。她有机会去思考从自己的治疗师的工作方式中借鉴什么，舍弃什么。

我不是在提倡你把自己的治疗仅仅视为一个发现"如何做治疗"的手段。那些主要把自己的治疗看作学徒期的人经常不能得到足够多的帮助，而那些帮助本来是他们可以得到的或者通常是他们需要得到的。在治疗中做一个学徒可能会成为一个防御，使其得不到适当的帮助。我的确切意思是，这对内隐学习"如何做治疗"来说是个重要的帮助，有助于治疗师的个人成长。我并不是唯一发现以下现象的治疗师：我发现自己在构造一个解释，并在说了解释之后发现，自己的话是在强有力地模仿治疗师曾对自己说过的话。有的时候，我挣扎于某个治疗困境，这个困境在我作为来访者的时候也曾经历过，我就会回想我的治疗师是如何应对的，这对我决定做什么很有帮助。

拓展阅读　Cozolino, L. (2004) *The Making of a Therapist: A Practical Guide for the Inner Journey*. New York: Norton.

成为咨询师：
提升个人成长的
其他路径

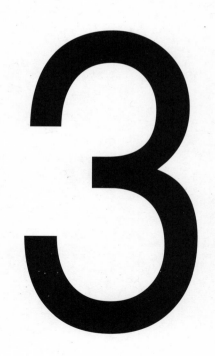

毫无疑问，治疗是个人得以成长的主要
方式，但也有其他方式来促进自我成长。
我将在本章讨论这些方法。

成为咨询师：
提升个人成长的其他路径

日志

可能这里面最有效的办法就是写日志（Journal）——记录我们的受训经历及随后的个人实践。在治疗和培训中，日志是提供可回查记录的可靠工具。在培训中，它被用来做反省练习（Bolton et al，2004），在有些课程中是必须做的，也是（或者）要被评估的。它用来反映培训的各个方面，包括个体阅读、讲座、工作坊，以及你对来访者工作的反馈，这也是最重要的。麦克劳德（McLeod，2004）对如何写这样的日志给过一些意见，包括给每条记录注明日期并设定一个标题，以便追踪你的跨时间的成长变化；快速记录，这样你就不会去审查你所写的东西；随身携带笔记本以方便在想法还很新鲜的时候匆匆记下，抑或把写日志作为你每天的例行公事来做。麦克劳德也指出，学习日志与私人日记之间是有区别的，个人信息要限制在私人日记中。我个人觉得这种区别应该建立在日志是否被评估的基础上。如果日志不会被评估，那么我认为，日志可以提供一个重要的机会来探询个人和专业之间的界限，而这个部分正是我们在努力做好这份工作时产生最大的困难。

成为咨询师：
提升个人成长的其他路径

对来访者的移情和反移情部分是我们自己内部世界的功能。反思这些与培训或者资格后审（post-qualification）相关的内容是我们个人成长的潜在重要资源。

观察

当其他学派的人和我谈起让他们震惊和好奇的来访者时，我通常会关注那些容易被忽视的细节。这是心理动力学工作的标志。来访者进入房间的方式、一闪而过的表情、一点点的口音、诉说时的犹豫，所有这些都可能指向非常重要的内容，要么在意识之下，要么来访者不能说出来。作为心理动力学的实践者，我们要注意这些细节，并且，我们被训练成为这些行为碎片的观察者。这并非易事，因为在日常生活中，如果我们将身边发生的大小细节都吸收进来的话，那么很快就会被这些信息淹没的。但这就是动力学工作的重要技能，因为它有助于我们警觉到来访者挣扎着去思考的或者挣扎着想要表达的。个人的心理治疗和个案督导都会促进这些技能的提升，但最好的方式是进行直接观察。

有些（但不是全部）心理动力培训会提供机会让受训者进行一段时间的观察，以此作为临床工作的前提。有些培训将婴儿观察包括在内，作为进入临床工作之前第一年的先修课程。观察训练先于见第一个培训期来访者（training client）（译者注：指的是治疗师在受训期间接待的来访者），也是后续治疗工作非常重要的准备阶段。我发现婴儿观察培训是我所接受的训练中最有益的部分之一，多年后我依然从中获益。

婴儿观察给我们提供了机会去观察人生命第一年的自然发展状况。它使受训者接触到母婴之间情感关系的力量，也使受训者体验到婴儿对其家庭有怎样的影响。它让受训者练习关注人与人互动中的每一个细节，以及每一个细节中所包含的信息。它提供了一个环境，让受训者可以观察关系对于关系的影响，而不必去管理治疗会谈。理解婴儿与其养育者在生命第一年里的交流方式，可以促进我们理解前语言阶段的重要性，这些是很难描述的，除非观察者亲身体验过。观察创造了一个发展对于移情和反移情议题的调谐能力的机会。它同样也提升了诸如治疗节制的技能和涵容强烈情感的能力。

并非所有的培训都把婴儿观察作为课程的一部分，如果培训没有纳入这部分的话，你就有必要考虑自己来安排观察了。观察是随时随地的，可以发生在任何地方——只要你可以观察到关系之间的相互作用，比如在诊室、教育机构或等候室。在生活中，我们有无数的观察机会，比如几年前，某大学安排其受训者在地方法庭的等候区进行观察。你需要获得观察的许可，也要组织督导以便讨论。观察时，你不要介入，安静地坐着观察，并在心里记下发生的事和你所观察到的事对你的影响。观察通常持续一个小时，观察时不做笔记。相反，你需要在事后尽可能多地记录下细节，

成为咨询师：
提升个人成长的其他路径

尤其是关于移情和反移情的议题。婴儿观察绝不应该单独组织，而应该是培训课程的一部分。

体验小组

一些训练项目把参加体验小组作为课程的一部分。在我看来，这是对个人治疗强有力的辅助而非替代。体验小组使我们直面诸如竞争、猜忌（jealousy）和嫉妒（envy）这些议题，以及提供我们处理这些强烈情绪的方式。一个相对安全的小组能帮助我们面对这些情绪，当这些感觉干扰我们与来访者的关系时能够意识到它，这是非常重要的，因为我们意识不到的来访者的猜忌和嫉妒会对我们的咨询工作起破坏性的作用。在小组中，也可以使我们直接体验到小组产生原始情绪的力量（如分裂和投射性认同）。直接暴露于小组的退行动力（regressive powers）中，这样的体验对我们的治疗工作是有帮助的，尤其是当来访者的困难与小组情境中的冲突有关时（比如工作环境）更是如此。参加这样的小组也迫使我们检验自己在一个群体中的功能，以及我们在其中扮演的角色。这常常能阐释我们对自己的许多假设以及在我们与他人的关系中自己所处的位置。在这样的小组中，小组成员会给我们许多反馈，这些反馈是关于他们是如何体验我们的，我们极少能够在小组之外得到这样的反馈。

即使没有正式参加体验小组的机会，培训中或培训结束后的同侪小组也会不可避免地带入一些同样的议题，在个体治疗和学习过程中，给你提供一个反思对这些议题之反应的机会。你可以考虑参加培训以外的一个治疗性小组来增加自己这方面的体验。

新的活动和挑战

任何努力寻求自我理解的事情都是有好处的。参加一门心理动力培训课程本身就是一项新的活动和重大挑战，除此之外，你可能也要从日常生活的舒适区中走出来，尝试点新鲜事物。

你可以选择进行身体上的挑战，特别是那种需要勇气的挑战，比如拓展训练课程。或者，你也可以选择进行能力上的挑战，比如学一门乐器、一门外语或者一项新运动。当我们尝试进行新冒险时，我们可以更多地了解自己，如果我们对这样的学习给予特别的重视，它也会成一个重要的成长点。你也可以考虑其他的体验——能让你接触到平时生活里接触不到的人，这样会帮助你构建在多元文化下工作的必要技能。我们中大多数人过着我们自己的生活，接触不到社会上的其他群体，这一点很容易被低估，所以我们对在其他阶层、文化、宗教和性别中被养育成人带来的心理影响不太熟悉。最近我和我的一个印度裔的昔日学子应邀参加一个文化活动。我有一些朋友和同事是印度人，事实上我的大家族里有一些人也是印度人，所以我对印度文化有一定的了解，也了解英国文化下印度人的感受。然而，直到陪着我的学生参加了这个活动，我才意识到我对于他这样一个住在印度社区同时成长在英国文化里的人所感受到的竞争压力知之甚少。在那以后的工作中，我就能把通过这些经历得来的理解应用到我的印度来访者身上去。通过找到与来自社会中不同群体的人接触的机会，并且进行反思，我们理解多样性这个专业技能也就得到了成长。

尽管人们在种族和宗教上的明显差异能够使我们意识到多样性的问题，但有时候我们也会惊讶地发现，即使是在相同文化（例如，白人、英国人、中产阶级）下，由于人们所属的亚群体或时代不同，他们对于这个世界的看法有多么不同。在英国，作为培训项目之一，要求临床心理学家花时间对 70 岁以上的来访者开展工作。通过聆听来访者诉说他们的生活，来理解在不同时代背景下长大是什么样的情形，以及相应的习俗和占主导地位的信仰体系是什么。而且，这些来访者的生活充斥着战争的体验，新一代人因为没有这样的体验，因而不会把这一点带入他们的世界观，这也是新生代有时候很难理解老一代的地方。

为了提高你的多样化技能，你可以与同事们做练习，基于文化差异探索彼此的不同，将会让你受益匪浅。类似于"你的家庭对教育持什么态度？""你家人觉得钱最应该花在什么地方？"这样的问题，能够在很大程度上揭示出你和你同事之间在各自的经历和世界观方面的微妙或者不那么微妙的差异。

督导关系

督导关系也会提供重要的个人反思和成长的机会，尤其是在我们的个人风格或内心冲突对来访者的治疗进程产生影响的地方。我会在第14章谈到更多细节。

阅读：小说、传记和诗歌

阅读作为一个了解我们自己和他人的宝贵资源，在心理治疗培训中还是一个被忽视的领域。阅读小说可以扩展我们对他人的理解：人们是怎么生活的，什么在推动着他们，为什么他们持有与我们不同的观点和信仰。小说的作者所涉足的领域也是心理动力治疗所强调的领域：爱恨情仇、欢聚离别。他们与我们一样，也关注所有层面的关系，比如恋人、朋友、亲人、同事。而且，小说家也常常探索人类体验的某些领域，比如丧亲之痛或者嫉妒的破坏力，这些体验人们通常并不公开谈论。而这正是我们——作为心理治疗的实践者——工作的特定领域。如果我们以反思性的方式阅读小说，反问我们自己的人生假设和态度，这不仅将加深我们对来访者的理解，也会深化对我们自身及我们的内部动力的理解。

阅读传记或自传与心理治疗有着共通之处，都让我们对于另一个人的生活细节有特殊的洞察。阅读传记让我用第三人的视角去看一个人的早期经验如何塑造其后来的生命轨迹；他们如何克服逆境，用自己的资源取得日后的成就。阅读伟大的精神分析思想家的传记，如弗洛伊德、克莱因、荣格或者温尼科特，都有助于我们将他们看作跟我们自己一样的人，他们也曾与自己的心魔作着斗争。这也帮助我们既不理想化也不贬低他们的贡献。这样有助于我们了解这些治疗理论是如何被发展出来的，为何我们到现在依然被这些思想家们深深影响着。这有助于我们反思：我们和理论之间的关系，以及为什么我们对某些心理动力学的理论有感觉，而对另外一些理论却没感觉。

自传与心理治疗的相似之处在于：在自传中，作者从自己的视角去讲述故事，具有一种将自己的行为和成见采用自己偏好的方式来解释的内在倾向性。它警示我们，我们透过自己的棱镜所看到的生活困难被扭曲到什么程度。正如心理治疗一样，在阅读自传的过程中，关于作者的有意识或无意识动机是什么，作者所防御的关于自己的真相是什么，这些都是留给读者自己来得出结论的。

阅读自传或传记可能是我们作为心理治疗师的工作的一剂解药。有时候我们会变得目光短浅，认为改变只会发生在心理咨询或治疗的关系中。一旦我们开始紧密关注别人的生活细节，就会让我们明白治疗和咨询并不是个人发展的唯一途径。因此，在我们的自我疗愈中可以获得更多的资源，也可以依靠更多的关系。

最后，我想说说读诗和写诗。对我来说，写诗和做梦具有相似的功能：都是强烈的意识与潜意识内容结晶后的凝缩形式。为了理解诗的全部含义，需要透视外显内容下面的多层意义——潜在内容，而梦的理解也是这样。除了让我们体会到感情的力量外，我认为理解诗歌对发展心理治疗中的某些技能有特别的作用。与其他治疗的传统不同，心理动力疗法更关注诠释学（hermeneutics）——即，将我们的生活和行为以及包含在生活里的欲望、感觉和思想赋予意义。我们关心来访者的症状在其内在世界中的意义，或一个事件在他生命中的意义。我们关心的是，这些意义如何影响来访者作出决定，以及他们如何感受这个世界。因而，我们关心的是象征以及我们怎样使用象征（symbolise）。

在爱丽丝第一次去西班牙（她母亲的出生地）期间，她有过一次精神崩溃。她6岁的时候，因为母亲有外遇，父亲强迫她母亲离开家庭。母亲离开后，父亲严禁爱丽丝与她的兄弟姐妹们谈论他们的母亲，并且毁掉了所有母亲存在过的证据。爱丽丝对母亲没有一丝记忆，但她设法保存了一张与母亲的合影，这张照片是一个阿姨给她的。她的父亲是一个非常有责任心但纪律严格的父亲，他对他们非常苛刻。因此爱丽丝有时希望父亲离开，母亲回来。然而，她为自己有这样的想法而自责，因为父亲为了照顾她牺牲了那么多。

在她20岁时，爱丽丝第一次和朋友们去西班牙度假。在那期间，她不仅坚信一个朋友是军情五处招募的特工专门来跟踪她，将她的活动报告给内政部；她还觉得她的照相机被安装了窃听器，这样的话，每当她拍一张照片，她的思想活动都会作为她间谍活动的证据。她非常痛苦，父亲只好把她从西班牙接回来。回到英国后，她短期住院，并服用抗精神病药物。

如果我们思考爱丽丝幻觉中的象征的本质，我们就可以发现：幻觉其实是关于她的困境进行的有力的潜意识交流。爱丽丝没有任何关于母亲的有意识记忆。她从未彻底公开地哀悼过自己的丧失，因为她父亲毁掉所有关于她母亲存在的痕迹，以此来要求爱丽丝彻底"忠诚"。爱丽丝顺从到销毁所有关于母亲记忆的地步（我们的假设是，一个6岁的小女孩能记得她的母亲，从而也假设她是有意遗忘的）。但，秘密地保存一张"禁照"意味着暗地里保持与母亲的关系。与背叛同在的是对惩罚的恐惧，如果父亲发现她所做的事，她就会受到惩罚。爱丽丝到母亲的出生地旅行，可以被理解为是她象征性地寻找母亲的尝试，这样做意味着进一步"背叛"父亲；她担心如果被父亲发现，他会非常愤怒，把自己逐出家门。那么，在她的偏执性焦虑中包含着象征性的交流，就说得通了。背叛了父亲的负罪感转化成去西班牙感到恐惧的真正原因：去西班牙（"寻找"母亲）的真正原因将被报告给"内政部（home office）"（她的父亲）。拍摄母亲的家乡可以说是象征性地拍摄母亲，而相机"知道"这些信息。爱丽丝觉得她与母亲的私会将被会窃听的相机捕获，然后报告给内政部。她在意识层面并不知道自己在西班牙的原因，而在具体化思维的水平而非象征的水平处理了去西班牙的压力，这体现在她的精神病发作的经历里。

发展出理解来访者故事里的象征或者症状里的象征意义的技能，对有些人来说会比其他人更容易一些。有些人在看到象征性的或潜在的意义方面很少会有困难。其他人的思维可能更具体化一些，所以得努力发展这些技能。经常在自己的治疗中经验到、看到自己的思想或行为的象征意义，可以促进这些技能的发展。另外，我们也可以通过阅读诗歌来增强象征性思维。有些诗人（例如莎士比亚）批判性地分析自己的作品，在理解作品潜在意义的过程中，这些分析对提高我们的象征性思维会有所帮助。与人讨论诗歌，分享对其潜在意义的看法，对比不同的人如何看待同一作品的不同含义，也会让你获益良多。这对于临床工作的经历来说是一个很好的准备，而不同的人基于不同的理论取向和内部世界，对于临床工作的理解是大相径庭的。

成为咨询师：
提升个人成长的其他路径

拓展阅读　Shriver, L. (2005) *We Need to Talk about Kevin*. London: Serpent's Tail.

Sternberg, J. (2005) *Infant Observation at the Heart of Training*. London: Karnac.

设置治疗场景：
治疗框架

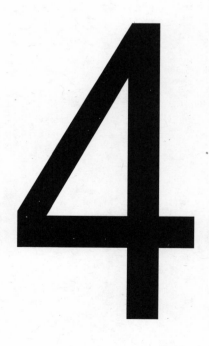

现在我向你介绍汤姆，他是维姬受训时期的第一个来访者。在本书接下来的部分，我将追踪维姬对于汤姆所做的工作，并探索我对维姬的治疗。在训练中，维姬的督导老师是凯特。接受督导是她的训练课程的实践部分，由一位资深的治疗师来评估来访者是否适合作为训练咨询师的个案。在维姬第一次与汤姆接触之前，我们随着维姬和凯特的讨论加入他们。

汤姆是一名牙科学生，由临床心理学家推荐来接受治疗。他一直有着高度的社交焦虑，他对 CBT（认知行为治疗）没有反应。因为焦虑，汤姆不仅在社会关系中遇到困难，也在牙科课程中遇到了困难。因为他不能处理与病人的关系，也担心自己不能完成训练的临床部分。他第一次焦虑发生在 5 年前，在上大学前的间隔年出国旅游的事件之后。当时，他被误认为是正在被通缉的某个欧洲男人，遭到一群人的袭击，最后是警方出面解救了他。表面上，在那次经历中他没有受伤，还回来上了一段时间的大学，但第一学期末，他就退学了。之后，他

　　　　　设置治疗场景：治疗框架

在书店做过几年的销售助理。在被推荐来治疗的前一年，那时他的父母搬回加拿大之后不久，他开始牙科学习，很快，他的焦虑问题恶化了。

汤姆描述了一个如"田园诗般的"幼儿期，他在 5 岁之前是家中唯一受宠爱的孩子。然而，他的第一个记忆是：当他大约 3 岁时，半夜醒来哭喊着找妈妈，但是没人来。汤姆有一个弟弟和一个妹妹，他说自己和他们关系很好。当他的父母带着妹妹搬回他们的原籍国加拿大时，汤姆和弟弟决定留在英国。现在他们一起住在他们父母买的一套公寓里。

做评估的治疗师进行了风险评估，并且报告说汤姆的风险水平足够低，可以允许实习生进行治疗。他没有服用任何处方药或毒品，但他每周喝酒 35 ~ 40 个单位（units），几乎是一个男性安全酒量的两倍。他没有报告任何危险的或自伤的行为。尽管汤姆有时候不想活了，但他说他没有主动想死的愿望，也没有想要自杀的打算。

尽管汤姆说他有非常强的动力想要改变，但做评估的治疗师有些担心汤姆会很难维持治疗关系。在要求转介到心理治疗师这里来之前，他曾在大学的学生咨询服务机构接受过治疗。他一直努力想办法让咨询师或心理学家来帮助自己。尽管做评估的治疗师建议他做治疗，但她觉得汤姆对心理治疗有很大的矛盾心理，同时也很难解决负移情的问题。

在给汤姆预约之前，维姬和凯特讨论过维姬是否愿意接待汤姆作为来访者。凯特指出，虽然治疗师通常认为他们必须接受与被推荐来治疗的人工作，但是现实中是可以选择的。作为一个双向的过程，她强调了治疗师和来访者共同决定是否想要与对方一起工作的重要性。维姬下决心接待汤姆，她首次访谈的任务是制订治疗设置并开始建立治疗联盟。由于凯特认为汤姆对治疗有非比寻常的矛盾心理，她和维姬讨论了他会提早退出治疗的可能性。维姬很担心他对于治疗的内心冲突的程度，而且很显然，他没有与前两次的治疗师建立好的治疗联盟。

设置场景：框架

"框架"（frame）一词指的是我们进行治疗的基本规则或指南。心理动力治疗师特别注意建立治疗框架，为治疗的进行建立一个安全和可预知的物理和心理空间。建立这个空间的原因是为来访者创造触及其内部世界的最佳条件，并能促进移情关系的产生。在与来访者确立的框架中，基本的是设置一个治疗协议。当来访者或者治疗师偏离了协议，就需要开放地思考并解释这些偏离。

心理动力治疗师用来构建框架的约定是非常专业的，与社会关系中的约定不相容。因此，框架作为一个明确的界限，通过把治疗关系从来访者生活中的其他关系中分离出来，从而设置了治疗场景。这种划分隐含地允许来访者表达自己的幻想、想法和感觉，其中的一些可能是在其他关系中不被接受的，也可能在其他治疗模式中是不被鼓励的。反过来，这也有利于来访者接近其潜意识材料，并为探索移情和反移情的临床技术提供了架构。

分析框架包括两个部分：分析性的设置（analytic setting）和分析性的态度（analytic attitude）。分析性的设置指的是治疗的物理方面，例如对时间和地点的管理。分析性的态度指的是治疗师对来访者采取的立场（stance）。莱玛（2003）识别了在多年临床实践中建立起的分析性框架的五大核心特征：一致（consistency）、可靠（reliability）、中立（neutrality）、匿名（anonymity）和节制（abstinence）。如果来访者在治疗框架中感到安全，他更可能"利用"治疗师去面对伤害、丧失和焦虑（正是这些把他带进了治疗），也能够在移情关系的工作中感到安全。莱玛提到的五个特征形成了心理动力治疗的基本技能。运用这些特征的能力大部分来自于我们自己被治疗的经历，而且，在阅读、督导以及婴儿观察（如果我们进行了的话）中，这些能力得到进一步发展。

在维姬的治疗中，她亲身体验了心理动力框架，并且已内化了这一框架，这将有助于她在与汤姆的工作中建立框架。维姬需要去思考、感受和观察而不是行动，她需要意识到某些情境，在这些情境中，她自己或者来访者的需要可能会迫使她进入未经思考的行动中。她也要能够去反省自己的愿望与框架的偏离，以及反省实际上发生了的任何违背框架的情况。这是因为违背框架是反映来访者的困难和需要的一个重要的信息来源，也提醒我们：我们自己尚未解决的议题可能会导致行动化。

设置

温尼科特（1965a）谈到提供一个可靠的、一致的、非侵入性（unobtrusive）的环境在母性的照顾和治疗性的照顾中的重要性。

进行设置，使治疗得以发生，这是治疗师照顾来访者的外在体现（physical manifestation）。这就是心理动力治疗师如此关注它的原因。对婴儿来说，母亲就是他所处的环境；在治疗中设置就象征着母亲。换句话说，在治疗中建构环境的方式就是我们为来访者提供照顾的象征。如果物理环境的设置是稳定的、可靠的和不具侵入性的，它就会使你的来访者把你内化成一个"足够好"的母亲（1965a），并认为设置是理所当然的。从而帮助他建立对你作为治疗师的信任，以及对治疗过程的信任。相反，一个不稳定、不可靠或侵入性的设置代表着治疗师是不可信的。这可能会给你的来访者制造一个情境，一个使来访者再次体验到过去那些不稳定、不可靠或侵入性的情境。这样，他可能会变得警惕，不能视设置为理所当然，从而增加他的痛苦并阻碍他从治疗中获益。

时间

按时开始和按时结束会谈很重要。如果来访者提早到达，他通常要等到约定的时间才开始；同样，如果他迟到了，会谈也应该在约定的时间结束。对时间的仔细关注既表明了框架是可靠和稳定的，也向你的来访者表明你对于边界的总体态度。如果你严谨地遵守界限（如时间这个界限），将有助于增加来访者对你的其他方面的信心，比如性或保密的界限。

非常重要的是，你和你的来访者协商确定一个你们能够共同遵守的会谈时间。这是因为在每周的同一时间见你的来访者很重要。

会谈时间的规律性能给工作带来节奏感和可预测性，并有助于锚定你的来访者，当他将不安的材料带到治疗中来的时候，这就尤为有价值。如果来访者生活的其他方面是混乱的，规律的会谈时间还可以帮助他保有一些稳定和可靠的东西。在同一时间见面代表着一个承诺——你和来访者都保证每个星期拿出时间来做治疗的工作。如果来访者要求改变会谈时间，这通常就需要仔细探讨。虽然有时候要求更改会谈时间可能是来访者生活中的现实需求，比如不能改变的医院预约，而其他改变治疗时间的要求可能是来访者对于治疗的矛盾心理的一种表现，或者也可能意味着来访者想要控制治疗的愿望。频繁地要求改变时间（也许是因为来访者接受了一个他很难出席的时间）可能是潜在地破坏或挑战治疗框架的一种方式。即使你的来访者需要改变或取消会谈的原因是他无法控制的原因，和他一起思考这样做的意义也是非常重要的。他可能会放松一些，而不必不得不前来谈话；他可能会渴望你和他在一起；他可能会因为你不能在他允许的时间里见他而对你有愤怒。而错过的会谈也总是有它的意义；在治疗中的某一刻，这个意义对你的来访者而言是特定的，而在另一个时刻，同样的情况可能会有不同的含义。

一般不鼓励来访者在两次会谈中间与治疗师接触，除非有特殊的原因。同样，这是为了增强治疗关系的感觉并维持治疗空间的完整性，治疗关系被涵容在治疗框架之内，而治疗工作是在治疗空间中发生的。一般来说，如果你的来访者确实在两次会谈中间联系你了，那么，重要的是要保持对话简短，并引导他在下次会谈中来讨论问题。有时候谈话的时间长一些也是恰当的，例如，一个来访者遭遇重大不幸并需要你的帮助去减轻他的痛苦，而你们的下一次会面还要等几天。如果在会谈之间有接触，在下一次会谈中提到这一点很重要。这样，就可以将这次接触并入框架。同样重要的是，要与你的来访者一起思考与你接触的意义是什么。有时候，你可能会有来访者不能在两次会谈中间保持住对你的感觉（hold on to a sense of you），因而需要与你进行某种形式的接触。几年前，我的一个来访者在我们一起工作的一个阶段中，在会谈中间定期给我发传真。过于频繁地在会谈之间联系，尤其是通过写作的方式联系，是在以这种方式告诉治疗师某些当面不能说的事情。这需要通过温和地探索来帮助你的来访者直截了当地在会谈中谈出来。

物理空间

管理物理空间会给你的来访者提供关于你对他态度的一个强有力信息。如果空间是可靠和一致的，我们就会被来访者体验为可信和一致的，因为来访者明白管理空间是在我们的掌控之下。如果治疗空间是中立的，不会过分刺激他，就会有助于你的来访者相信你不会过度刺激他或者侵入他。管理物理空间代表着我们正在为来访者提供一个安全的地方，在这个地方他被尽可能地保护，不被外界侵入，同时他的情感也能在这个地方被涵容。对于易受伤害和内心混乱的来访者来说，如果他感觉不到治疗师能够保护他不受外界侵入，那么就非常难以让他感觉到安全。不关注物理空间的非连续性的治疗师，可能会在无意中给来访者传递这样的信息：她没有认真对待他脆弱的感情，她也不是一个安全的客体。

> 与许多私人从业的治疗师一样，维姬也打算用自己家里的一个房间作为咨询室。这样做的好处是方便她管理物理环境，例如如何布置和装饰房间。咨询房间是她家的地下室，有单独的入口，来访者可以从外面进来，另外还有一个入口，维姬可以从房子里面直接进去。尽管没有专门的等候室，但却有一个大厅供来访者在那里等候，还有一个带有盥洗室和脸盆的衣帽间。

在私人治疗室提供等候区和专用洗手间是提供一个安全的分析性空间的一部分。来访者需要使用厕所，但他们不能通过房子的私人生活空间进入，这可能会向他暴露你和你的生活信息，这些信息会给他带来淹没感。如果来访者不得不与你的家人共用一些设施，那么，出于同样的理由，应该移除所有属于你的私人物品。

重要的是，只要有可能，来访者应进入同一个房间进行治疗。很容易被低估的是：我们对一个新的或改变了的物理环境有多少关注，对于变化了的物理环境会给来访者带来多深的被扰动的感觉。如果我们工作的物理空间总是在变化，来访者对治疗师涵容自己的能力的信心可能就会被渐渐破坏掉。如果你必须要改变房间的情况，承认这样做对来访者潜在的影响就很重要。

来访者会经常谈及，来同一个治疗房间有助于他们感到安全，一些来访者会公开谈论，房间里微小的变化如何让他们有不稳定和被侵入的感觉。每周使用同一个房间，有助于你的来访者在物理空间里放松，这会变成他的"安全基地"（Bowlby，1988）的一部分，在此他能够安全地探索自己的内心世界。有时候，在将治疗师体验为能够保持他的内心安全的人之前，来访者会首先将治疗室体验为安全的地方。有时候，来访者在会谈中会描述当自己在两次会谈之间感到痛苦的时候，他们会想象自己回到安全状态中，这个安全状态是作为物理环境的治疗室带来的，而不是一定要和治疗师这个人在一起才感觉到的。治疗房间是治疗的一部分，它代表着治疗师。如果每次会谈都在不同设置的房间中进行，来访者会很难感到被物理环境安全地抱持而产生安全基地的感觉；这反过来会影响他的象征化能力和进入自己内部空间的能力。正是出于这个原因，在可能的情况下，在公共部门工作的心理动力治疗师应该通过协商使自己拥有一个能够专门用来治疗和定期使用的房间。

同样，房子内部的改变也可能使人产生不稳定感。最近，我把咨询室里来访者的椅子换了。我所有的来访者都需要把这个变化和他们对治疗框架的体验结合起来。他们也需要哀悼失去原来的椅子，因为那是房间带给他们的身体体验的一部分。有些人会因此被扰动得厉害，他们害怕物理设置的改变预示着无法预料的改变。在那一刻，对他们来说，我变成了一个不可信赖的客体。这些变化意味着我的房间和我（作为房间的延伸）都不再令来访者感到安全。

为了促进中立和匿名，大部分心理动力治疗师会避免将其咨询室过分个性化。这样做的原因是最大限度地增加幻想的可能性，并且避免通过展现太多个人信息过分刺激来访者。当然，在我工作的这些年里，我从来没有在心理动力咨询室看见过家庭照片。一些心理动力学从业者的咨询室中没有任何具有个人意义的物品。值得关注的是，给出太多个人信息会抑制来访者幻想的能力，或者会将治疗师的人格强加在来访者身上。维姬的督导师凯特认为我们不可能把所有关于我们自己的信息都避开来访者。他们会通过我的衣服、首饰以及对咨询室家具的选择得出他们自己的结论。

我们接待来访者的地方应该是有隐私的、不易被干扰的。有些干扰任何治疗师都没办法控制，比如外面的飞机或道路工程的噪声。但有些是可以控制的，比如确保没人会在会谈中进入房间，比如电话放在另一个房间，假如不行的话，就需要把它调成静音的答录机的状态。控制公共部门的隐私和干扰比在私人执业工作场所更加困难一些。

> 维姬前来会谈的同时，一个窗户清洁工正好前来清洗窗户。我请她在等候室等待，并安排清洁工从咨询室的窗户开始清洁。我先把钱付给他了，以便随后会谈不会被打断。维姬和我一进入咨询室，我就把咨询室的百叶窗放下来，这样清洁工就看不见我们了。维姬对我很生

气，因为我让清洁工清洗咨询室的窗户。但她也知道我在尽量减少干扰，为了保护隐私提前付钱，通过让清洁工先清洁咨询室使干扰可以被预见，通过拉上百叶窗来保护隐私。随后，在会谈中她承认她感觉到我对她的照顾。我意识到她被干扰时的困难，并自发地对此作出反应来保护她的隐私，这些都是非常重要的。

正如这个片段里描述的，保护来访者不受所有的干扰并不总是可行的。然而，我们处理干扰的方式可以表明我们是尽我们可能地、非常严肃地承担我们的责任，以此来维护物理空间的完整性。

虽然少有文献关注治疗师对连续性的需要，但是，对我们来说，工作的物理空间的可预测性也是很重要的，因为我们也被物理环境设置所抱持着。如果我们在所处的物理空间里感到舒适和安全，那么给来访者提供一个抱持性或涵容的环境对我们来说会更容易些。如果我们感觉到能够抱持自己，我们也更能觉察我们的内在过程，包括我们的反移情。尽管我们的部分内在抱持感来自于我们自己的治疗、督导和理论基础，但环境的确影响着我们获得这些内部抱持感的能力。

财务事项

在某种程度上，所有的治疗都必须付费，即使来访者没有直接支付，治疗也都以某种形式付了费。来访者和治疗师都必须面对这样一个事实，没有治疗费用的存在就没有治疗，进而也就不会有治疗关系。在公共服务机构，治疗师有薪水；志愿者机构和慈善机构必须找到资金以提供治疗的费用，即使治疗本身是免费的。当治疗将要进行的时候，如果是免费的，那么对隐性的财务协议的思考可能更容易被回避掉。涉及钱时可能更微妙，因此你必须对会谈材料更加警惕。对于自费的来访者，财务关系就比较清楚明了。因而那些私人开业的从业者会更直接地体验到钱对于来访者的意义，以及来访者不同的用钱方式。

治疗刚开始时，维姬非常小心地确保在我给她账单的那一天带支票簿，她总是立即付费给我。第一次暑假后不久，当我给她账单的时候，她很苦恼，因为没有带支票簿所以不能马上支付。探讨这一点时，维姬告诉我，如果她没有立即付费给我，她会觉得欠了我的债，而如果她立马付费给我，她会感觉到我们的关系是互惠的，是更少依赖于我的。进一步的探索揭示了维姬担心无法立即付费会引起我的愤怒，我会因此让她退出治疗。从移情的角度来看，我代表了苛求的妈妈，当她还是一个孩子时，她就需要安抚她的母亲。反过来这让我们思考：她违反了自己给自己定的时间（在接到账单时就付费给我），可能是因为长假期间我离开她，留下她一个人而生气。

弗雷斯特（Forrester，1997）对金钱和治疗之间的关系进行了一些有趣的观察。他指出，对于一些来访者甚至治疗师来说，钱可以创建一个错觉：这种关系是真正的互惠关系。支付费用可以被感知为消除来访者对治疗师的负债感，或减少他们之间的权力不平等，从而减少移情的强度。然而，正如莱玛（2003）指出的：在治疗中我们通常处理的是象征性的债务。我们欠治疗师的象征性的债务（使得生活值得过下去，或者，借着与治疗师的关系自我得以成长）不可能被钱所抵消。

来访者和治疗师都会纠结与付款有关的议题，我们对治疗费进行讨论，本身也是心理动力治疗师技能的一部分。在治疗一开始就设定一个费用，设定的费用要让你自己觉得舒服，而你的来访者也可以承受，这很重要。从收费方式的角度来看，可以将心理治疗从业人员分为两类：一类是逐级变化的收费方式，即根据来访者的支付能力抑或每周的治疗次数来收费；另一类是按固定费用来收费。我个人的偏好是采用变化的收费方式，这可以反映我的来访者的财务状况。我设置了收费的上限和下限，允许费用在这个区间变化。这些年来，我发现费用的上限和下限幅度过大会干扰治疗过程。如果一个已成年的年轻人是他父母为他支付费用，我总是会和他讨论他是否能为他的治疗支付一部分费用，即使是少量的，这会让他感觉到治疗是他自己的，并减少表演的行为，表演是常常伴随第三方付费发生的情况。

你还需要考虑如何提高收费。有很多不同的方法来处理这个议题。一些治疗师会在一开始就告诉来访者费用将会增加，并告诉他们增加收费的时间预期是什么时候。其他治疗师不会这样做，他们会在自己觉得有必要增加费用的时候再说。有些治疗师一开始就收一个相对高的费用，并维持这个费用一段时间，之后他们再协商增加费用的事情；其他治疗师会根据通货膨胀率每年增加一次费用。一些治疗师在与来访者讨论增加费用时会询问他们认为应该如何增加；其他治疗师会提供一个参考费用，然后围绕这个费用进行协商。我倾向于下面这种解决方法，即：提前两个月提议增加费用的事宜，以便给我的来访者足够的时间来考虑。只要有可能，我会在会谈开始时或者即将开始时提出这个话题，特别是对那些一周会谈一次的来访者。这样可以确保我们有时间在会话中谈论增加费用意味着什么。无论费用的议题是怎么提出的，给来访者足够的时间让他知道他对于增加费用所产生的感觉被关注到了，并且使与钱有关的设置变化之无意识的重要性显露出来并得以处理，这些都非常重要。

你还需要告知来访者账单的实际细节，比如你多久开一次账单，你将如何、何时给他们账单。许多心理动力治疗师会在月底给来访者开账单，有的治疗师会在每次会谈结束时开账单。对于如何开账单，不同的治疗师有不同的方式。有的治疗师以职业化的方式开账单，有的则不那么正式。有的治疗师把账单邮寄给来访者，有的则把账单放在某处以便来访者可以去拿。泰勒（Taylor，2002）深入探讨了心理治疗中的费用问题，她指出，治疗师当面给来访者账单很重要，因为这强调了费用协议。她认为这样做强调和保护了专业的关系，也向治疗师和来访者提醒了治疗的界限。

泰勒发现，许多心理动力培训缺失费用事务方面的指导，她评论道：与之有关的信息不得不从私下与同行的零碎对话中收集，这种方式与性知识的获得方式有惊人的相似性（2002:75）。

新手治疗师常常会觉得难以讨论费用问题，因为他们会觉得，自己的经验不足以去争取合适的费用。在某些社会部门中，讨论金钱仍让人感觉有问题。如果你有这方面的困难，那么，你就需要在自己的治疗中讨论这些困难，这样，你就可以思考收取费用（或被收取费用）对你意味着什么。不过，有时，相当有经验的治疗师也会纠结于提高费用或是追讨逾期的账单的问题。如果这个问题持续存在，则需要与督导讨论以理解这个困难的本质是什么。以我自己的经验来看，当我有费用的问题时，几乎都表明了治疗关系中未注意到的困难。一旦理解了这个，解决费用的问题就变得直截了当了。

假期和中断

我们对分析框架的关注还体现在我们处理假期或其他中断的方式。心理动力取向的工作涉及对来访者作出长期的承诺，我们不会突然消失一段时间，除非有一个充分的理由。提前计划假期并与来访者讨论假期，这将有助于来访者将你体验为可靠和始终如一的人。大多数治疗师的假期都成为治疗的节律，都在每年差不多相同的时间进行。改变我们度假的时间可能会让来访者感到痛苦，因此，改变假期需提前进行慎重而充分地讨论。同样，来访者需要良好的假期预警，以便探讨中断治疗的意义。

中断代表着治疗关系的连续性受到干扰，来访者需要为中断作好准备以便去面对它。这对于那些早年生活一直以丧失或不稳定的照料为特征的来访者尤为重要。如果你的来访者尚未把你内化，一次假期或中断可能会被他体验为完全失去了你，这会带给他痛苦，他会失去方向感。出于这个原因，我有时会让来访者从咨询室拿走一些东西以象征假期中的我。一位同事将绣有他名字首字母的手帕给他的来访者，他的来访者需要他的物品来帮助自己处理中断。我更倾向于让来访者选择一些对他来说有意义的、我也乐意让他借走的东西。温尼科特观察到，过渡客体需要被来访者挑选出来以达成其功能。我要重点强调一下，我没有把这作为常规治疗的一部分，我只是对那些我认为对其发展来说这样做是恰当的，并且是在我们深入探讨了做这件事情的意义之后才这样做。

建立框架：分析性的态度

莱玛（2003）认为，为了构建分析性的态度，你需要一致性、可靠性、中立、匿名和节制这些技能。这反过来会促进移情的发展。在下面的内容中，凯特和维姬一起思考维姬如何在与汤姆的第一次接触中保持分析性的态度。

　　　汤姆想要别人通过手机来联系他。凯特强调了在通过手机联系来访者时保持一定的正式性，这一点很重要，她也强调维姬通过手机只约定会谈时间，而不应该在电话里探讨别的话题。初次接触非常重要，因为这设定了治疗关系的基调。凯特觉得对于维姬而言重要的是，她需要找到一个平衡，既保持谈话的专业性，同时又要能通过语气语调带来可亲近的感觉。太不正式的话会给汤姆带来诱惑感，或者给人一种社交关系而非职业关系的印象。不过，在社会中，职业关系里的非正式性越来越多，若太过僵硬或正规的话，会被人视为不友善。

中立

中立指的是不作评判。举个例子来说，如果你的来访者批评你，你需要帮助他处理在批评之下隐藏着的焦虑和痛苦，而不是防御你自己，无论你多想这样做都不能这样做。有时你需要耗费大量的能量去管理自己的感受，管理在压力下想采取行动的想法。当你被批评所激惹，你可能想要反击，或者同意提前终止治疗。但，不这样做是很重要的。中立涉及抱持和涵容那些强烈的、常常令你不舒服的感受或冲动，而不是把它们付诸行动。

节制

凯特强调，在与汤姆进行初次接触时不参与社会性的谈话很重要，这是保持治疗节制的一部分。通过保持专业性，我们保护了治疗空间的安全性。我们有很多方法可以做到这一点，其中之一是，我们通常不进行社交性的谈话（例如谈论天气），不谈论我们自己，不讨论自己的生活事件。最初来访者可能会觉得这种节制带给人冷淡或缺乏关怀的感觉，不过，事实上我们可以做到节制而并不带给人冰冷的感觉，这样做的目的是防止你的来访者不公平地负担你的需要和信念。通常，在治疗的后期，来访者会表达他们松了一口气的感觉，因为他们无须进行社交性的谈话，而在社交性的谈话中他们需要去留意治疗师的需求。

治疗性的节制对于某些人比其他人来得更容易一些。当来访者在咨询室里评论我的节制的时候，我仍然会吃惊。我的个人风格是非常外向的，多年来我一直在努力寻找一种在咨询室保持节制的同时还能做我自己的方法。像其他心理动力治疗师一样，我已经学会抑制我的日常的回应方式。我已学会不再自动地为那些痛苦的来访者给予安慰或提供建议；我已经学会去觉察我开玩笑的愿望象征着什么而不是直接开玩笑。治疗性的节制也有助于使负移情浮现出来，这些负移情包含着对治疗师的愤怒、敌意或失望等情感。前来治疗的来访者难以体验到或者表达出他们的消极情绪，而心理动力治疗工作的任务之一就是帮助他们找到一种方法去表达出那些常常无法意识到的思想和感情。这比较难以做到。原因之一是，新手治疗师意识到自己的节制可能会让来访者产生负面的情绪，因而他们很难节制。因此，中立对于治疗师和来访者来说，都是相当有张力的。

节制还包括不无故泄露你的个人信息给来访者。养成节制的部分技术就是去监控想要泄露个人信息给来访者的强烈欲望出现的次数。在信息缺乏的情况下，关于我们是什么类型的人、我们的生活有什么特征，来访者会得出自己的结论。他们的猜测和幻想的内容可以将其内部世界的重要信息带给我们。但是，如果他们得到了治疗师的确切信息，我们就得不到他们内部世界的信息了。正如前面所提到的，我们在通常的表述和行为中，无论怎样都会泄露出关于我们自己的信息。如果我们有私人咨询室，尤其是在我们自己住的家里进行咨询，我们如何装饰这个咨询室以及停在车道上的车，都是有关我们的信息的来源。

除此之外，一个心理动力治疗师呈现多少个人信息给来访者，是随着其理论取向和个人风格而变化的。我的个人立场是，我是否将我的个人信息透露给来访者，取决于我对以下这一点的评估，即，告诉来访者这些信息是促进还是阻碍我们所做的治疗工作。是否透露个人信息也与我个人对这么做是否感到开心有关。我认为，重要的是先去帮助来访者探索自己的幻想，随后探索现实与幻想是否相符，这也很重要。

像许多新手治疗师一样，维姬对于如何保持节制同时又不陷入冷漠和无反应的陷阱感到很焦虑。也许作为新手治疗师最难以接受的事情之一是，新手治疗师正在培训或刚结束培训时，其分析性的超我（analytic superego）可能变得很僵化，结果，她可能在中立或节制的方向上走得太远了。然而，这通常对于新手治疗师来说是可取的，重要的是要理解框架的意义以及如何在框架内工作。只有当框架的重要性和意义被真正理解和内化，且当在特定情境中挑战框架是安全或可取时，这样才能做到知情决策（informed decision）。

来访者常常觉得治疗性的节制很难，因为他们作为成年人可能从来没有过这样一种如此单方面的（one-sided）关系。作为治疗师，我们需要发展的技能之一就是要能够处理他们对于我们的节制所带给他们的感受。在面对我们的中立和节制时，来访者可能会生气、感到受伤、不屑和顺从。帮助来访者谈论这些感受，同时保持我们的节制，这是一种高度成熟的技巧，尤其是在那一时刻，如果他们感兴趣的主题对于其治疗师具有很高的个人效价（personal valence）的话。

> 威廉和他的妻子刚分居。威廉的一个来访者，一个鳏夫，看到威廉妻子的车不在车库，他很担心。他吓坏了，以为威廉的妻子也死了。威廉既不希望，也觉得不适合告诉他的来访者关于分居的事情。威廉和督导讨论了这次会谈，他描述到他的挣扎，即一方面要保持节制，一方面淹没在妻子离开的痛苦中。他发现，他倒是希望分居是因为妻子的死亡导致的。

最后我想要讨论的领域是关于触摸（touch）的。在心理动力学工作中，这是一个非常敏感的领域，当我浏览这部分内容时，我发现这是本书中引用文献最多的部分。这恰巧说明了我在写这部分时很焦虑。很多来访者的需求通过想要被触摸抑或抗拒触摸来表达。然而，在心理动力工作中，常规性的触摸来访者通常被认为是个禁忌。如果我们这样做了，这会被视为治疗师见诸行动的一种形式，这具有治疗、伦理、法律的潜在问题。

早期的精神分析师担心触摸会让治疗关系带有潜在的性意味，因而回避这个话题。部分原因在于精神分析理论是与性相关的理论。不过，对于触摸的担心也源于早期精神分析界的丑闻，即，当时著名的精神分析师与来访者发生了性关系。弗洛伊德担心这会不知不觉地让精神分析声名狼藉，这也就使得只有少数知名精神分析师（包括费伦齐、温尼科特、巴林特和利特尔）深入思考了触摸的价值所在："这种极端无节制的事件带来的阴影使一个冷静客观的评估过程变得根本不可能，因为这种评估需要在较少的身体接触的技术含义下才能实现。"（McLaughlin，1995：434）虽然我们对性在人类发展中的核心地位的理解在随后的几年已经改变了，但是大多数精神分析从业者仍然提倡避免触摸来访者（Brafman，2006）。我们有这样的担忧，即，触摸可能会激起渴望和幻想，而这些渴望和幻想可能会让来访者和我们治疗师都被情感淹没，这将导致治疗师见诸行动、虐待来访者。

现在精神分析治疗师们对触摸的价值及其在治疗中的地位有更加开放的辩论，之所以如此，是与这样的认识有关：触摸是一个基本的行为需要（Montagu，1986：46）。确实如此，弗斯黑格尔（Fosshage，2000）调查了30个美国精神分析师，他发现，每个人都拥抱过来访者或者被来访者拥抱过。然而，治疗中的触摸依然是私底下的事情，同事间常常讨论，但很少写进书本里（Breckenridge，2000）。

我的观点是，决定触摸是否合适在于，评估来访者希望被触摸是否是出于发展的需要，还是希望被满足而非受发展动力所驱使。有一种说法认为满足被触摸的发展需要可以起到治疗的作用。然而，正如派屈克·卡斯门特（Patrick Casement，2000）所指出的，很难说何时触摸是恰当的。他认为，它必须在一个特定的来访者与一个特定的治疗师的情境下进行评估。我要补充一点："在治疗的特定时刻"，这是因为，一个拥抱在治疗的不同时刻有完全不同的含义。

有三个指导原则可以在这方面指导你。首先你不应该主动发起触摸；你只能根据来访者的需要来反应性地进行触摸，而不是根据你自己的愿望来触摸来访者。其次，每当在你的工作中发生了触摸，你应该准备好与督导进行讨论；如果你不准备这样做，则需要思考你正试图回避的是什么。最后，正如心理动力工作中的其他方面一样，在治疗的某个阶段，你与来访者需要共同去理解想要身体接触的愿望或触摸的体验是什么。然而，如果可能的话，最好是由你的来访者主动发起有关的讨论，因为如果是由你发起的话，可能会带来羞耻感。

保密性

来访者应该能够信任他们的治疗师会遵守保密原则。我们不能随意闲谈我们的来访者，我们需要采取预防措施，以确保维护他们的隐私；其中的一些预防措施是受法律保护的。保密性有助于将治疗关系与其他关系相区别，这样，来访者的信息就只存在于咨询室里。然而，绝对保密是很少的，实际上绝对保密可能会伤害来访者。更为常见的情况是，出于各种原因，信息是共享的，特别是在公共服务领域，来访者可能由许多不同的专业人员照顾。就治疗师与其他心理健康专业人员分享多少信息这方面来说，私人开业者们是各不相同的。然而，并非所有的治疗师都会这样做，我一般认为从全科医生那里了解我的来访者的细节资料很重要，取得来访者的同意后我可以联系他/她（全科医生），这一点也很重要。保密例外的情况取决于我是否关注安全问题，我对此很明确。这个安全问题可能是针对来访者的或者针对别人的。在英国，如果孩子有危险，我们有法律义务报告。确保我们只与其他专业人士分享"需要知道"的信息，而敏感的临床材料则尽可能保密，这都是很重要的。在英国，临床管理部门要求公共卫生服务机构的治疗师和私人开业的治疗师都要与督导讨论其工作，这就不可避免地涉及违背绝对保密原则的问题，即使来访者的个人信息是匿名的，也会涉及这个问题。同样，还处在培训当中的治疗师也要与他们的督导讨论自己的工作。

公开的治疗协议

在任何治疗工作中都有公开的和私密的协议;你和来访者制订的私密协议包括有意识的和无意识的协议,随着会谈工作的展开将成为你们探索的主题。同样,你和来访者无意识的协议是你自己在督导里抑或治疗中探索的主题。在治疗的早期阶段设置有意识的协议作为治疗框架的一部分是很重要的,而这个治疗框架反过来将有利于建立治疗联盟(见第5章)。

公开的治疗协议包括:

- 明确每次会谈的时长;一般来说每次心理动力会谈是50分钟。
- 协商干预的时长[是时限性的(time-limited)还是开放的(open-ended)]。如果是时限性的,那么就要包括是否有额外安排的会谈以及在什么条件下可以商议这些会谈。
- 协商会谈的时间和频率,说明要改变会谈的话可以通过哪些途径来进行。
- 说明你什么时候会休假或中断治疗,以及你一般会给出什么样的通知。
- 如果来访者是自费的,需要协商费用。你需要说明将来如何、何时调整费用,你何时开账单,错过会谈的付费规定。
- 讨论保密例外,特别是涉及对自己或对他人的安全问题的情况。你的培训督导或机构可能需要你说明你正在接受督导。
- 说明你的工作方式中的任何例外情况,例如,我的咨询室紧挨着等候室，为了保护隐私，直到前一个来访者离开后我才能让后一个来访者进入咨询室。

内在的框架

治疗师可以以真实的（authentic）自己与其来访者一起工作，这是治疗师专业成长重要的、发展性的里程碑。"在维护相对匿名的同时以一个人（being a person）而存在，这是需要方法技巧的"（Cooper, 2002: 18）。库珀（Cooper）称之为"自然"（natureness），认为这是必要的和重要的分析性的态度（2002: 19）。一个真实的治疗师是一个能考虑到来访者的需要而去回应他们的治疗师，而不是坚持一套严格制定的规则的治疗师。以这种方式工作，治疗师与每一个来访者在一起时都既相同又不同。要实现这一目标，首先你必须有一个内化了的连贯的框架。这将引导你工作，确保你工作的伦理性。其次，你对于框架的感觉必须保持稳定，这样，你在框架内是一致的。帕森斯（Parsons, 2007）称之为"内部设置"（internal setting），这是治疗师用于接纳来访者的内部空间。一个安全的内部设置可以允许外部设置的灵活性而不会牺牲掉分析的严谨性，一个安全的内部设置也标志着治疗师成熟、有边界。帕森斯是一位资深精神分析师，他描述了这样一个例子：一个来访者要求把她的狗一起带到分析中来。狗睡在来访者的肚子上，这使得先前还在无意识层面的治疗关系进入了意识层面。帕森斯能够运用其内部设置使自己相信：无论狗在咨询室里会引起什么，所有这些都仍然是分析的一部分（2007：1445）。

心理动力治疗师对"自然"感到焦虑的一个原因是，害怕这会导致违背伦理的做法——为了治疗师自己的需要而将偏离框架的情况进行合理化。当这样的情况发生时，不可避免地会带给来访者伤害或虐待来访者。温尼科特总结了这些挑战，他写道，在精神分析中，我的目标是以我自己的方式行为（behaving myself）成为我自己（being myself）"（1965b:166）。帕森斯在写到自己的经历时指出：能够对偏离框架进行讨论是非常重要的。如果我们不能与同侪或督导讨论，并运用大家的反馈来反省自己的无意识动力，几乎可以说，我们确实已经偏离了帕森斯所提及的内部设置。

拓展阅读   Lemma, A.(2003) *Introduction to the Practice of Psychoanalytic Psychotherapy*.Chichester:Wiley.

       设置治疗场景：治疗框架

初次会谈：
治疗联盟

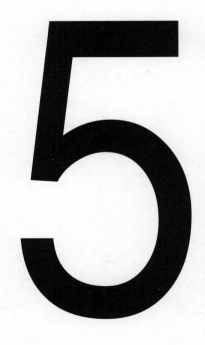

治疗联盟是治疗关系的一部分，在这个关系中，来访者同意与我们一起工作来帮助他达成他所需要的改变。治疗关系的另外两个方面是无意识的关系（unconscious relationship）——主要体现在移情中，和"真实的"关系（real relationship）——与来访者对我们的现实评价有关。事实上治疗关系的这三个方面存在着重叠，但为了表达得更清晰，本章中我将聚焦于治疗联盟。尽管在治疗工作的任何阶段都不能忽略治疗联盟，但在早期会谈阶段建立治疗联盟是首要之务。

初次会谈：治疗联盟

治疗联盟是什么？

治疗联盟涉及这样一个概念，即，你的来访者与你发生关联的方式可能会分裂。他的部分自我卷入了移情关系中，同时他的另一部分自我可以与你一起思考发生了什么，并在治疗中努力合作。治疗联盟处理的是关系中与外部现实相关的部分。相比之下，移情关系则与内部现实相关。如果建立了强大的治疗联盟，当你的来访者体验到了强烈的移情（尤其是负移情）时，那么可以通过管理移情、继续工作来帮助他。

正如埃切戈延（Etchegoyen，1999）提到的那样，移情关系是不对称的。换句话说，这种关系是不平等的，因为我们是与来访者内心的孩子在交谈。相比之下，治疗联盟则应当是两个成人之间的一种平等的关系，即，对称的关系。梅尔茨（Meltzer，1967）也提出治疗联盟应该通过来访者的成人自我来建立，他认为我们不是向来访者的成人（自我）部分进行解释，而是与之交谈。

有时候心理动力学工作者会把治疗联盟当作不对称的关系，这可能会导致不合适的、无益的诠释。例如，一个来访者在开始之后不久取消了几次预约——因为她不得不参加工作中的强制性培训，此时她期待我诠释她对治疗的阻抗。她的前任治疗师总是仅仅在移情关系的基础上诠释这种基于现实的困难，而她期待我也这样做。我通常首先将这种情形当作对称的问题来处理，一旦我们解决了现实问题，就会探索其意义，而这种探索几乎必定会包括对蕴含的移情和不对称关系的探索。让来访者知道我们尊重并认可他们成人的部分很重要，在移情关系变得更加强有力的时候，尤其是在他们将其见诸行动之时，正是这一点帮助了他们。

埃切戈延认为将治疗联盟看作不对称的关系会妨碍来访者的知觉和批判性推理的能力。同时，他认识到治疗师在非对称关系中会感到舒服得多——这种关系维持着权力的不平衡，他还警告说："我们应该当心不要利用移情关系的不对称性消减了治疗联盟的对称性"（1999：257）。特别是当我们做了一些来访者推动着我们做的事。埃切戈延引用了一个分析师同事的例子，他在会谈的前一天取消了和一个来访者的预约，而他本来可以早点提出来。接到通知的时候，来访者很生气，因为他本来可以在那个时段做些别的事。分析师的回应是诠释来访者的分离焦虑。埃切戈延认为，尽管在稍后的阶段给出这样的诠释可能是恰当的，但分析师应该首先认识到来访者因分析师确实没有为他考虑而产生了现实的愤怒。

许多研究都发现：治疗联盟的质量可以预测治疗的效果。克里斯托佛和康诺利·吉本斯（Crits-Christoph & Connolly Gibbons，2003）认为治疗联盟对心理动力治疗和咨询的效果来说尤为重要。

治疗联盟的质量部分依赖于来访者与他人共同工作的能力。当一个新的来访者告诉我说他没有做过长期的工作，而他与人的关系总是短暂的，那么，我就可以知道：对他来说，要建立一个坚固的治疗联盟会很困难。然而，如果你的来访者确实具有与你一起工作的基本能力，那么作为一个娴熟的治疗师，促进治疗联盟的发展就是你的任务了。

治疗之路

治疗关系始于转介（referral）在你的来访者的心中成为可能的那一刻，在他来进行第一次会谈之前就有很多因素会影响到建立治疗联盟的过程。

转介途径（the referral route） 来访者通过多种途径找到我们，如同事的转介、自我转诊到某个机构、执业咨询师登记簿、个人推荐或广告。

你的来访者的转介途径会对早期治疗联盟产生重要影响，因为这可能决定着他需要为治疗等待多久。等待时间很长会降低解决问题的动力。来访者可能会不情愿去揭开已经开始愈合的伤痛，尽管产生痛苦的根本原因仍然没变。这会增强开始治疗的阻抗，而一旦如此就需要熟练的技术使其放松地进入治疗阶段。在某种程度上，你的来访者可能已经感到被你忽视了，因为在他真正需要你的时候你不在（Howard, 2006）。除非你向你的来访者承认他已经等了很久，否则他可能会觉得你不知道或者不在乎他的等待。而在治疗联盟强大到足以处理负移情之前，这也许会增加负移情的可能性。这种承认不需要太复杂，下面的例子通常就足够了，对一个等了很久的新来访者，我们初次见到他可以说的话题之一是：

> 治疗师："你为此等了很久，我想了解你现在在这儿的感受是什么。"

来访者选择通过什么途径前来治疗，也可以表明他/她对别人知道自己在寻求帮助是否感到舒服。他可能选择通过广告或登记簿找到治疗师，因为他不想任何人包括他的全科医生知道他在接受治疗。这意味着他对接受治疗有一种比一般程度更强的羞耻感，而这可能会破坏早期的治疗联盟。

治疗是谁的决定？

谁决定来访者应该接受治疗，也会影响早期的治疗联盟。这存在很多可能性：他可能是自己决定要来；可能为寻求建议而来；可能是被（如配偶）强迫来的；可能是被（如法院）送来做强制性治疗的。经由前两种途径前来的人更可能有动力利用这个机会，因而准备好了建立治疗联盟。然而，经由后两种途径来的人，其动机会大幅降低，反而可能会有意地寻找理由证明你或者治疗对他来说都不合适。再次强调，如果来访者是"被送来的"，那么，会谈一开始你就认可这对他来说有多困难，这一点是很重要的。

> 治疗师："或许，你很难想象自己可以从会谈中获益，因为这不是（你觉得不是）你自己选择的方式。"

你的来访者可能会非常同意，觉得情况确实如你所说。治疗师真诚地理解他的处境本身就可能会促进积极的关系，同时能够避免出现早期的负移情。

谁来付费？

来访者是否为自己的治疗付费也是建立早期治疗联盟的一个重要因素。为自己的治疗付费的来访者在选择治疗师上有更多的余地。虽然有些人如果知道自己有选择余地的话，反而可能会退缩，但对另一些来访者来说，有选择余地可以促进早期积极联盟的建立。由第三方付费的来访者会给治疗带来特殊的复杂性。如果是保险公司付费，通常不能确定会提供多久的费用；如果是父母或亲戚支付，那么来访者的关系的某些层面会在治疗中展现出来，例如通过错过会谈而仍需付费的方式结束治疗。有时候资助来源会影响治疗联盟。因而，认识到第三方资助的影响很重要。

> 治疗师："由于是你的父母为咨询付费，我想，你可能会难以相信这些会谈是专门为你而存在的。"

先前的治疗

来访者前来治疗之路可能是他以前采用过的，在你们见面之前，这甚至就可能影响到他对与你工作的预期了。身陷医疗系统的"旋转门"中的来访者，将不可避免地带着对治疗的预期，而这种预期是基于其先前的经验的。先前接受过很多治疗师治疗的来访者，经常会抱怨不得不再次说出自己的故事，因而他们可能会因不得不这样做而对治疗产生怨恨。有的来访者先前建立了有意义的治疗关系却不得不说再见（而他们可能还没有准备好），他们可能会不情愿与一位新治疗师建立友好关系。那么，他们对我们可能会缺乏体谅，这是之前他们自己体验过的。在我们见到来访者之前，这些因素就会对治疗关系产生重要的影响。正如前面给出的例子一样，通常最好在开始的时候就确认这个问题。

> 治疗师："我不知道，对你来说，来见另一个人而且不得不再次讲出自己的故事会不会很难。"

过程中的阻碍

不管是从治疗师还是来访者的角度，如果来访者第一次预约没能来，那么建立一个治疗联盟会更困难。来访者可能会因为没有前来而觉得尴尬或愧疚，进而可能会对让他感到不舒服的那个人产生愤怒。如果你的等待名单上还有很多来访者，而你感到有压力想要减少名单，或者如果你是私人从业者而损失了收入，那么你可能会因为浪费了一次会谈而恼火。为了开始建立治疗联盟的过程，你们双方都必须放下消极情绪。再次强调，在开始的时候就解决这个问题很重要：

治疗师:"在错过了第一次预约之后,今天再来对你来说可能相当困难。"如果事实如此,你可以接着说,"我在想,你会不会担心我可能因为你上次没来而生气?"。

即使是今天,很多人仍然觉得需要咨询或治疗是软弱的标志,从而可能蔑视有此需要的人。来访者周围的人如何看待治疗可能会对治疗联盟产生重要影响。如果你的来访者违背了自己家人、朋友或者所属文化的价值观和信念,他对治疗可能会非常矛盾,从而难以建立治疗联盟。如果发现来访者确实如此,你需要在你意识到的时候立刻认可他的困难,采用的方式与其他例子相同。

以上面的例子来说,很多事是同时发生的。首先,在关系开始的时候处理潜在的困难来源,以便可以早些处理任何与此议题有关的工作。其次,治疗师尽早给出一个信号:治疗关系中的困难是可以拿出来讨论的,从而为来访者提供了一个可以模仿的经验。最后,治疗师将自己带入画面,从一开始就表明她与来访者之间的关系是可以被思考的。这预示着可以更公开地对移情关系进行工作。如果来访者先前没有心理动力治疗的经验,他可能会发现这很有帮助。你可能会担心:如果邀请来访者说出他的感受,就是在鼓励来访者对进行治疗的不必要的消极否定。然而,来访者若能够表达对治疗的焦虑或担忧,就可以促进治疗联盟的发展,因为这说明我们能够忍受来访者的负面情感。也向他证明:我们理解了他可能既想得到帮助又不想得到帮助的事实,以及他对治疗过程所体验到的矛盾感受。

建立治疗联盟的基本技能

保持开放的心态是心理动力工作中的一项重要技能，而且呈现了一种潜在的"不知道"（not-knowing）的态度。因此，我们在来访者的治疗过程中保持好奇很重要，这会帮助我们保持开放的心态。好奇可以通过不作假设、不允许自己急于先入为主而传达出来。好奇也传达着一种不评判的立场，在来访者讨论困难的材料时，这种立场对于帮助来访者应对非常重要。

倾听

来访者经常会评论我的倾听方式，这种倾听与他们的日常经验不同，倾听也是心理动力学工作的一项核心技能。我们在咨询室里创造出一种平静、不紧不慢的氛围，保持一种平心静气和警觉注意交织着的治疗立场，这样就为倾听作好准备了。这将会促使来访者感受到他不但可以讲述自己的故事，同时可以倾听自己并知道自己也在被你倾听着。

心理动力学工作者的工作更多的是听而非说。正如麦克威廉斯（McWilliams）所说，当我们细致地倾听，来访者就会发觉潜在的能动感（sense of agency），并对自己的判断变得越来越自信。她还戏谑地说（make the wry observation）："治疗师被剥夺了这样一种幻觉：是自己聪明的治疗方案使得来访者发生了变化。这会给治疗师带来挫折感，而治疗师需要大量培训才能够消除这种挫折感"（2004:133）。倾听是建立治疗联盟的一种核心能力。倾听包括帮助来访者讲出自己的故事而不因外界分心；除非必要否则不打断来访者；通过面部表情和身体语言传达我们交流的兴趣；倾听故事的潜台词和语言背后的情感。在第 4 章中，我谈到了分析性的内部框架的重要性。我们正是在这个框架内倾听来访者，这也是我们的倾听不同于日常生活中的倾听的原因。

分析性倾听需要原则，我们不卷入正常社会惯例中你来我往式的讨论。这要求我们在为来访者的心理需求服务的时候控制自己自我表露的需要。同时，我们需要保持高度的注意和专心。倾听的特点也包括情感的涵容，这会促使来访者去探索令他痛苦的或先前不被自己承认的更深层的问题。我们深入思考来访者所说的并传递给他我们是认真对待的感受。在众多作者里，卡斯门特（Casement，1985）将这种涵容比作催眠。看起来好像没有发生什么，但为了做到适当的倾听，我们不得不"在工作时将我们全部的自我表露压制到最低程度"（Coltart，1993:43）。这样做很吃力，还可能使人精疲力竭。

沉默

倾听发生在我们自己沉默的时候，但会谈中有些时候双方都在沉默。沉默的治疗师大多出现在大众文化的讽刺漫画中，但事实上倾听允许沉默。对许多来访者来说，这是他们第一次有这样的体验：有人在场的时候去进行思考和感受，而同时没有必须要说点什么的压力。然而，在早期治疗中不要允许沉默持续太久的时间，除非来访者能理解沉默对他的意义。在我刚开始工作的时期，我从一个非常脆弱的来访者那里学到了很有价值的一课，在治疗中我的任何沉默都被当作对她的惩罚和挑战。那个治疗充满了强烈的负移情，她愤怒地沉默着坐在那儿，挑战我，看谁先开口说话。不用说，我的大脑一片空白。回头看，我意识到作为一个新手治疗师，不管我怎样应对沉默，我都会与这个来访者作斗争，而且我可能没办法防止随之而来的必然的提前终止治疗。然而，我确实在想，如果我能够更好地理解她、帮助她应对我们谈话中的失误带来的痛苦，那么结果也许会有所不同。她把我的任何沉默都当作我在坚持使用技术，这也反映了她在自己的家庭中用沉默来当作武器的状况。

来访者在第一、二次会谈中倾吐了促使他前来治疗的痛苦，然后在下一次会谈中不知道接下来该说什么，这可能会在治疗联盟尚未建立的时候导致痛苦的沉默，这样的情况并不罕见。在这种情况下，我不会允许沉默持续太久，而是去处理它。我通常会先评论，对他来说知道该怎么开始说或者说什么似乎很难，然后询问他对今天为什么会这样困难，有没有什么想法。通常这样就已经足够开启谈话或者消除阻碍了。但有时候需要多说些，去探索我的沉默对来访者来说意味着什么，这通常就可以推进双方向前迈进了，尤其是如果这样做的话，我们就已经结束沉默了。

有的来访者把治疗师的沉默视为挑衅，有的会被交谈中的停顿吓到，因为分析空间没有带给他们这个可以探索内心之地的感觉，反而带给他们迷失感。作为专业人士，我们擅长允许沉默的存在，但我想，我们有时候不那么擅长辨别来访者是否迷失在我们为他创造的空间中。对这些来访者来说，我们的沉默常常带给他们创伤。这些感受在治疗开始的时候既难以忍受也难以进行讨论。有时候我会向来访者解释沉默时我是在思考他所说的话，而且我不想打扰他的思考。这是帮助他理解我没有说话的原因，这对帮助他开始反思自己与沉默之间的关系来说很重要。然而，沉默并不是我对来访者"做"的事。几年前，一个受督者告诉我，她把对来访者的沉默"用作"一种故意为之的技术。她说她自己的治疗师也曾对她"用过"，所以她觉得这么做是对的。她需要得到帮助来理解这样"利用"沉默违背了分析性的空间（治疗师和来访者可以探索的空间）这一概念。"利用"（using）沉默比"存在"（being）沉默主动得多，同时可能意味着，我们已经忽略了作为一个"人"的来访者。

在整个治疗过程中，我们都需要持续注意来访者对于沉默的体验。有些时候，我们沉默是因为我们不知道该说些什么有用的话。在这些时刻，承认这就是我们沉默的原因很重要，下面的片段表明了这一点。

> 维姬坐在那儿，手里拿着我的账单，看起来怒不可遏。
> 她生气地说："你本可以告诉我你提高了我的咨询费。"
> 我请她解释一下出了什么事。我给过她一张账单，上面

每次咨询对她多收了 5 英镑。这确实是我这边弄错了，我也和她说了这件事。她说："我知道你认为我的费用付得不够多，但是再多我就付不起了。"此刻我产生了很多感觉和想法：我很高兴她用这样直接的方式对我表达愤怒。我对自己犯错的无意识决定因素感到好奇。我在考虑什么时候为我的错误道歉——我不想阻止她的愤怒，但同时我也需要道歉，并且是用一种让她感觉真实的方式向她道歉。我意识到，她这样对我表达愤怒其实是冒了很大的风险的，而且她还要处理发怒所带来的情绪后果。也许她在这一刻把我看成了一个贪婪的治疗师，一个要拿走她仅有的一点东西的人。

突然，我意识到我已经沉默几分钟了，她也许认为我很生气所以不想理她了；她过去经常谈到母亲因抑郁或生气不理她时，她所体验到的痛苦。我说："我现在不是很确定要跟你说什么，但我觉得我需要说点什么。我刚才沉默是因为我在思考你告诉我的事，但我想告诉你的是我仍然在这里陪着你，并没有不理你。"维姬立即平静下来，我们开始讨论她的愤怒让她多么害怕，我所做的事又让她多么怒火中烧。然而，同时她也松了口气，因为在我们的关系中，她已经有足够的自信可以冲我发火了。我为自己在账单上犯的错向她道歉，并说我会把这事儿好好思考一下的。

谈话

如果说倾听对新手咨询师来说是一种挑战的话，那谈话就更是一种挑战了。特别是在职业生涯刚开始的时期，你可能会发现，你感觉必须要说点什么来证明你可以为来访者提供些东西，也许是一个诠释或者对他问题的构想。因为你可能害怕自己没有多少东西可以提供给来访者，所以会促使你通过说很多话来过度补偿。不过，你无需冷漠地坐在那儿沉默着，而是可以像许多治疗师那样——发出"嗯"或者其他声音来表示你是感兴趣的、你理解，等等——这会让来访者感觉到你对于他所说的是全神贯注的。

在治疗开始的时候，你的工作是传达给来访者这样一些信息：他和你在一起是安全的，你对他所说的感兴趣，以及你想去理解他。很重要的是：使用日常语言、不通过使用专业术语来创造虚伪的专业化，专业术语只会强调你们之间权力的差异。找到你和来访者的共同语言，这套语言是由你和来访者一起发展出来的，这是治疗联盟的一个重要部分。

有许多基本的咨询技术可以帮助你对来访者的话作出回应。这些技术在咨询或治疗工作的自始至终都是必需的，不过，在初次访谈中则显得尤为重要（见 Jacobs，2004）。这些技术包括反映性回应（reflecting responses），可以帮助来访者继续讲述他的故事；探索性回应（exploratory response），试图从他说过的内容中抽取出故事之外的东西；以及联结性回应（linking response），创设一种解释的场景，将来访者故事中的不同要素组合起来，尝试帮他用一种从未用过的方式去理解一些事情。

科佐林诺（Cozolino，2004）将以治疗师为中心和以来访者为中心的互动进行了区分。以治疗师为中心的互动是那些为了满足治疗师需要的互动。实习治疗师更倾向于做出以治疗师为中心的干预，部分原因是出于试图掌控新技术的全部元素的焦虑感。其他时候，治疗师可能会受到个人内在需要的驱动，例如为了降低自己的焦虑，或者是满足自己的窥视欲。科佐林诺引用了一个例子，一个实习治疗师因为需要控制自己无法忍受的焦虑，在一场角色扮演中"审问"一个"来访者"关于一场车祸的细节。在不久前，这个"治疗师"刚经历了一场类似的车祸，且还未进行处理。这使得"来访者"感觉没有被倾听、感到痛苦、感到被迫勉强同意治疗师的要求。有些时候，以治疗师为中心的互动是被从来访者处获得信息的需求驱动的，例如，知道某人有自杀风险时对其进行的评估。

相比之下，以来访者为中心的互动是那些可以促使来访者感到被倾听，感到能够表达自己的感受的互动形式。这种互动的特征是"靠拢"（coming alongside）来访者。在咨询或治疗中不时地检查一下你与治疗师中心的互动频率，以及是否与某些来访者互动时你会更多地采取这种方式，会是个相当好的训练。我发现对工作的这种审查会对我与特定来访者的关系产生很大的启迪作用。

在这部分，需要考虑的最后一件事是：我们如何根据来访者的个人需求作出不同的回应。在成长为治疗师的过程中，我们形成了自己独特的、稳定的风格，尽管如此，我们仍然需要根据来访者的需求调整我们的回应方式。然而，这样做没有固定的公式，通常是尝试错误法在指引我们弄明白某个特定时刻来访者需要什么。博拉斯（Bollas，1987）区分了治疗师与来访者关系的两种风格：母性的和父性的风格。母性的风格包含了一种更加抱持和涵容的治疗立场；父性的风格包含的是更加活跃和诠释的治疗立场。你在多大程度上选择某个立场而非另一个立场，部分取决于你自己的风格和理论取向，同时也取决于在治疗中的某个特定来访者的需要。

维姬和汤姆：建立治疗联盟

维姬的任务是开启一个建立关系的过程。尽管她会一直留心会谈进行中的风险评估，但她不必再作深入评估或初始风险评估了。维姬需要用到的基本治疗技术包括：共情、真实、用"分析性的耳朵"（analytic ear）去倾听来访者对她说的话。她也需要敏感地捕捉汤姆对她的回应并观察他在咨询室内的行为，例如他的身体语言以及任何犹豫不决的表现，这可能意味着他很难说出他心里想的东西。同时她还需要能够充分涵容汤姆的焦虑，以便让他感觉到和她在一起是安全的。

> 汤姆是一个英俊的小伙子，中等身高，胖瘦适中，穿着随意但很整洁。首次会谈他来迟了，他感到迷惑，因为发现自己记的是另外的时间，还以为来早了。他不知道怎么出的错，不愿意把任何搞混时间的责任归咎于维

姬。她本想解释说他可能对前来治疗感到矛盾，但她决定忍住。尽管这可能是对他迟到的正确理解，但她觉得他不可能这么快接受这种说法，同时可能把这当成是一种攻击。取而代之的是，她认可了他对迟到的不舒服的感觉，也认可了他可能会产生的焦虑——他可能担心因为迟到使维姬对自己产生不好的感觉。

维姬请汤姆用他自己的话告诉她是什么使他前来治疗。她说明了他们有多长时间可以谈话，以及汤姆有权利决定是否与她继续工作。她还说在这次咨询的晚一些时候，她会留下一定的时间，以便他们可以商讨费用和会谈次数。汤姆大概地讲述了他的故事，和告诉史密斯医生的差不多。然而，说话的时候他很难与维姬进行眼神交流，他说话声音很轻，有时含糊其辞。维姬觉得她需要非常集中精力地听，才能听清他在说什么。她作了一个尝试性的解释，说他可能既想说出自己的故事，但又不确定她是不是在倾听他，而他觉得她的解释是值得考虑的。

这次会谈的晚些时候，维姬提到，他之前的治疗经验可能使他对治疗很矛盾。维姬注意到他曾告诉评估者他没觉得先前的治疗有什么帮助，她说出心中的疑惑："是不是他也担心，维姬也给不了他什么。"他很不情愿地承认情况正是这样，维姬继续说："如果他害怕再次失望，那么再次寻求治疗对他而言可能很不容易。"

在会谈的最后，维姬与汤姆商量了费用和时间。汤姆觉得这很困难。他很纠结：他想证明自己能够负担得起最高的费用，然而事实上他正为钱犯愁。维姬决定把这当作对称的议题来对待。考虑到治疗可能会持续相当长的一段时间，她关于汤姆能负担多少费用与他进行了一场成人与成人之间的讨论。商讨会谈时间就直接得多了。他说他可以在之前做评估的那个时间前来，而维姬在那个时间也能够为他提供会谈。

首次会谈时，维姬有很多工作要做。通过迟到，汤姆立即营造了一个对双方来说都比较困难的局面。维姬不可能知道迟到的重要性是什么，迟到对他来说意味着什么，或者他期待她对此作出怎样的反应。所以她需要对自己如何处理迟到的问题保持敏感，与此同时，她还要留意去理解迟到可能富有的含义。通过给予最少量的解释，维姬试图保持对称关系以便建立框架的某些方面，例如时间和收费，这些都是需要在首次会谈里协商的议题。同时，适当的解释表明这样一个立场：双方是可以共同考虑事情的。维姬作出的解释正是来访者关注的，也是治疗开始的时候应该做的，他们所处理的那些担忧，也正是在首次会谈中经常可能出现的情况。

处理羞耻感

治疗天然地会带给人羞耻感，除非我们帮助来访者处理这样的感觉，否则这种感觉会在私底下慢慢破坏治疗联盟。羞耻感可能会在治疗开始的时候增强，因为来访者的生活中出现了一个问题，而他自己无法解决。来访者开启治疗，意味着他允许一个陌生人进入他自身受到破坏的、艰难的部分，而这是大多数人想要隐藏、不愿示人的部分。承认自己需要帮助可能会带来自恋受挫，这是羞耻感的来源。对自己的自给自足感到自豪的人尤其容易感到羞耻，他们将启动治疗视为承认自己的失败。

治疗开始的时候，你的来访者需要寻找一个比他更强大、能够照顾他的人，依恋的需求增加了，这也可能会引起羞耻感，这可能导致来访者强烈渴望和幻想被人照顾，这里面可能包含有性的意味。那些习惯于自己照顾自己的成人经常会憎恨自己产生了这样强的渴望，他们会觉得自己出了问题。此外，治疗中的不对称性或者权力的差别，也会带来羞耻感。尽管在所有的治疗模式中，权力的议题都是很难处理的，但在心理动力学工作中，这一治疗模式内在的退行拉力使得处理权力的议题尤为困难。

在探索问题时不作评价是很重要的，其原因之一就是来访者被评价会引起羞耻感。尽管我们不能预测每个触发羞耻感的情境，但是有些词或者短语特别容易引起羞耻感，比如"应该"和"应当"这样的词汇，所以我们必须尽量避免使用这些词。使用幽默也可能有风险，因为让我们觉得好笑的事情通常都隐含着一种攻击和 /或诋毁。虽然与来访者一起取笑你们之外的事情通常是安全的，但是取笑来访者，不管出于怎样的善意和深情，都是一种高风险的尝试，都可能引起羞耻感。

有很多方式可以帮助来访者处理羞耻感。最重要的是要时刻记住来访者可能正因寻求帮助而感到羞耻。如果你将这一点记在心里，在可能引发羞耻的互动中，你就会比较容易想到一些措辞来将羞耻感降到最低限度。在说出口之前检查一下你将要说什么，思考一下如果你的治疗师对你说那样的话，你会有什么感觉，这也是有帮助的。一些来访者容易感到羞耻，对这些来访者来说共情调谐特别有用。你可能这样说，"我感到，也许你实在是很恨自己不得不寻求这样的帮助"，或者"我知道你是一个很注重隐私的人，所以让我看到你通常隐藏起来的部分，可能很难。"这些干预向来访者表明你能对他的困难感同身受，也能帮助他更坦然地谈论羞耻感。

教育来访者以进入治疗过程

当与一位新的来访者开始工作的时候，尤其是一位以前没有心理动力取向治疗经验的来访者，重要的是要记住，那些我们认为理所当然的、作为建立治疗框架及态度的事，对他来说可能是非常奇怪的。他可能将你的正式性和中立视为不友好，或者将你不愿回答个人问题或卷入社交谈话视为对他的拒绝。他也可能因为你不愿解决问题而感到沮丧。矛盾的是，那些体验过其他治疗模式的人比没有治疗经验的人更难适应心理动力治疗。他们很难适应这种工作的探索性的本质，以及我们不布置家庭作业这些特点。

一些治疗师很少因来访者不熟悉心理动力工作的方式而作出让步。在治疗联盟尚未强大到足以承受之前，我觉得这可能会使互动向早期负移情的方向倾斜。给来访者一些时间去慢慢适应你的工作方式会促进治疗联盟。"对模式的社会化"（socialisation to the model）是认知行为疗法的一个术语，指的是对治疗模式的明示教学（explicit teaching）。虽然明示教学与心理动力学方法不协调，但许多来访者却因此有了机会去慢慢适应这种关系，这种关系明显不同于他们经验中的其他关系，而这会使他们获益。

如何教来访者在其角色中可以期待什么、做什么，有关这方面的事儿很少有书面说明。治疗师通常会找到适合自己人格和背景的不同方式。像许多治疗师那样，我发现用比喻很有用。开启一段治疗的一个通常的比喻是"开始一段旅程"。在开始心理动力治疗的时候，许多来访者相信治疗有一套固定的方法，而作为治疗师我们需要清楚，我们要呈现的是什么。我会解释说，我像一段旅程中的向导，以前经历过类似的旅程因而能够识别地标，但是我目前所使用的地图与我们将要进行的旅程不是完全一致的。像其他故事一样，比喻通常可以使人从情感上理解一些难以用其他方式解释的事情。

我通常用一种相当直接的方式来解释框架，表明定期会谈——在每周的同一时间前来——可以加强治疗过程。我也会解释说，理解他及他的问题的方式之一，就是通过理解我们之间发生了什么，来理解他已经发现的某些困难。我们都有关系的模板，它会显现在我们与其他人（包括治疗师）相互关系的模式之中。最难解释的事情之一是治疗关系会变得多么重要，在许多次尝试和错误之后，现在我任其在治疗进展中呈现。

通常来说，与来访者讨论费用和中断（breaks）对于治疗潜在的重要意义，是我们需要教给对方的。在心理动力治疗中，这种讨论应该作为会谈的一部分，因为它是治疗工作本身所固有的。因此，我会在治疗中而不是治疗结束时给出这样的信息。然而，有时候仅仅是因为新来访者不知道框架变化的潜在重要性，他会将这些——通知我他将取消一次会谈、因假期而改变会谈，或者他要求改变一次会谈——视为与治疗工作不相干的事情，结果，在会谈结束后他才提出此事。除非他要取消的是下一次的会谈，否则我大概会这样说："此刻你也许不觉得这是有意义的，但是当会谈被取消的时候常常有很多东西需要思考。这样做的意义可能现在还不明显，但是如果我们有时间一起讨论的话可能会更清楚些。你可否告诉我下一次见面的时间，那时候我们将有机会来进行这样的思考。"这种方法将对称性融入了对来访者所进行的过程教育，而过程教育本身是不对称的。

不管你采用什么方法使来访者安心进入心理动力工作，我很清楚的一点是，当来访者询问我们的资质时，我们总是应该直接回答他的疑问，而不是立即设法引起对问题本质的理解。当然这样的问题有移情的意味在里面，在适当的时候需要详细探索和解释。

但首要的是，这是一个完全合理的成人的问题——来访者将自己的信任交付给了谁，那么也应该以同样成人、合理的方式得到回应。来访者询问你的资质和经验也许意味着他的成人自我在起作用。过早解释这一问题会增加不对称性，这会不必要地强化权力的不平衡。

不管怎样，当你正在受训时，你更难有信心去回答这个问题。因为你能让来访者知情的经验是较少的，而且如果来访者由于你的受训者身份感觉到动摇，你可能还会害怕权力平衡的反转。然而，在我看来，来访者仍然有资格了解情况，而他的反应将会是有用的分析材料。重要的是，要记住：通过你自己接受治疗，你已经拥有了治疗工作的经验，且在见任何来访者之前你都会做好重要的准备工作。你可以说："我现在处于培训的高级水平。我会在督导中讨论我们的会谈，也就是说将会有两位治疗师来思考我们所进行的工作。"我发现，将要见实习咨询师的来访者相当接受父母组合（parental couple）（治疗师和督导者）这个说法。

知情同意

知情同意意味着开始治疗时来访者对心理动力治疗了解足够多的相关信息，以便知道自己同意的治疗是什么样的。这意味着他了解了心理动力治疗是如何工作的，及其相关的潜在风险和益处是什么。这也意味着，提供给他关于其他治疗模式的足够信息，这样，他在选择心理动力治疗时是充分知晓各种模式的特点的。在应用实践中，知情同意与诉讼和良好的治疗实践都有关联。在任何治疗模式中，来访者获得知情同意的需求都日益增加，在诉讼越来越多的文化中，知情同意在很大程度上能够对治疗师起到保护作用。特别是在美国，根据起诉治疗师的标准，赫奇斯（Hedges，2000）制作了知情同意的模板文书，来访者签字就说明他同意进行心理动力治疗。

尽管知情同意的出现大多是出于防御的行为，不过这样做也有很好的伦理方面的原因：可以帮助来访者理解将要进行的治疗的相关内容。开始心理动力治疗可能是相当创伤性的；来访者在感觉好转之前可能会感到更加糟糕，这并不罕见并且对来访者及其周围的人来说可能很痛苦。有时候治疗会揭开先前伪装着的潜在抑郁，如果严重的话可能必须暂停工作。家庭成员、朋友或同事可能需要给予来访者比平常更大的支持。同时，治疗会导致来访者生活中重要关系的改变，这也是寻常之事。关系的改变可能是积极的，但其中也涉及丧失。来访者与父母的关系可能会恶化一段时间，有时候来访者其他的重要关系将会恶化；这可能会导致婚姻/伴侣关系破裂，而这个关系曾经一度增加或者维持了来访者的痛苦。

在知情同意的整个概念中，对心理治疗尤其是心理动力治疗来说有一个困难之处。在来访者经历治疗之前如何做到知情同意？我认为这一点既适用于心理动力疗法，也适用于认知行为疗法，尽管事实上认知行为疗法明显是对意识过程进行工作。心理动力学治疗不像外科手术，后者可能的结果是有限的，而且可以在很大

　　　　　　　　初次会谈：治疗联盟

程度上预测其康复周期。在了解一个来访者、与其痛苦的潜意识呈现进行工作的时候，我们并不知道我们将会发现什么。即使我们对他解释这一点，在治疗开始的时候，也不太可能有多大的意义。我觉得真正的风险在于：如果知情同意抑制了来访者与治疗师对治疗中正在做的事情不断地进行协商的话，那么，正式获得的知情同意实际上可能对治疗产生消极影响。

关于知情同意还有一个时机的问题。临床管理部门要求在公共健康系统工作的治疗师在第一次会谈中就提供给来访者许多信息，而这可能减少来访者谈论自己前来治疗原因的时间。我的看法是，我的第一任务是促进治疗关系的发展。如果来访者处于痛苦之中，他不太可能想听到关于某种特定疗法的优缺点；他想要自己的痛苦被倾听、被认真对待，并确信我更关心的是他的需要，而不是我自己的需要。虽然这样说，但来访者是否应该在首次会谈中询问治疗的性质、风险和益处，或者其他途径，这一点应该讨论。

我已经在别的地方提议过，知情同意应该跟随在一段时间的评估之后（Howard，2006），这样就给了来访者体验心理动力治疗的机会。以这种方式获取知情同意是发生在几次会谈之后，而且需要你对于你所认为的"评估阶段（assessment period）"进行思考。因为心理动力工作者认为评估是贯穿在治疗的整个过程中的，而治疗则在第一次会谈中就已经开始了。因此，通常来说，与其他治疗方法相比，心理动力工作的评估阶段更难以明确划分。此外，提供给来访者足够的信息以便对方进行知情选择，而同时不做任何事来破坏你们之间刚确立的治疗关系，这两者之间不可避免地会存在一定程度的矛盾。

在讨论心理治疗风险的时候，我又一次发现使用比喻的益处。这些比喻倾向于以物理治疗（physical medicine）为基础，尽管使用物理治疗的语言来比喻心理治疗本身是有问题的，但因为对来访者来说这更讲得通一些，物理治疗也比心理治疗更加明确，因而我使用物理治疗来打比方。一个比喻是有关正骨的，有一根骨头无法承重，需要修复，在修复的时候需要上一段时间的夹板，之后才有望恢复健康。对治疗关系我也会给来访者一个"健康警告"：在治疗进程中关系可能会出现无法预测的变化。来访者经常在后来对我说，他们很感激当初的预警，特别是当关系变得更加困难的时候。

最后，在告诉来访者他可以从治疗中期待获得什么的时候要实事求是，这一点很重要。尽管"心存希望"是一个重要但不明确的疗效因子，但我们无法对治疗结果给出绝对的保证。我们只能在与来访者工作一段时间之后，才会开始理解所面临的任务的真实性质。治疗的过程本身是不可预测的，而治疗的结果也不一定能反映来访者困难的严重程度。有时候，一个问题看起来不太严重的人可能比有更严重问题的人更难改变，而且这样的人在恢复的过程中可能要准备好承担更大的风险。如果一位新来访者问我治疗结束时他会不会好一些，通常我会用下面的回答的一个变型："我能理解，对这个问题你想要一个准确的答案，但恐怕我无法给你这样的答案。到目前为止，我还不知道当我们一起工作的时候会面临什么困难，我现在只是开始去理解你，以及弄清楚你需要什么样的帮助。我能告诉你的是，我以前成功地进行过类似的治疗，我对这种疗法有信心，而你开始着手进行治疗的意愿对于治疗的成功与否也十分重要。"

拓展阅读	Jacobs, M. (2004) *Psychodynamic Counseling in Action* (3rd edition). London: SAGE.

针对无意识交流
开展工作

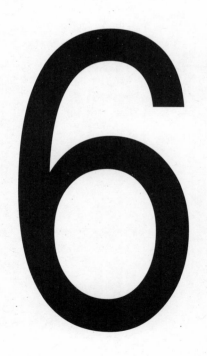

在前两章中，我已经谈到如何通过建立框架和治疗联盟来创造条件，以便允许我们的来访者将其无意识的预设（preoccupations）带入咨询室。

针对无意识交流开展工作

无意识是怎样交流的

弗洛伊德在其结构模型中，将心灵水平划分为三个系统：意识、前意识、无（潜）意识 [1]。深藏于无意识中的念头往往不能被感知到，而处于前意识中的内容则较容易获得。治疗的过程就是帮助来访者将那些被压抑到无意识的材料转换成为前意识的部分，从而能够被觉察到。无意识过程是初级而原始的思维过程，所以，在那里没有"好像"。重要的是，当我们与来访者一起工作时，要牢记，他的人格功能是受其内在世界主导的。因此，来访者可能将"我想知道，当我生你的气的时候，你是否感到害怕"这句话理解为"我正在生你的气"。

近来，越来越多的研究者将兴趣指向心灵的纵向分裂。心灵的纵向分裂导致解离状态；即来访者处于一种状态下时，不能感受，甚至不能知道自己的其他心理状态。这些解离状态常见于童年期经历过重大心理创伤的人。治疗师与来访者一起工作的任务并非

---

[1] 编者注：下文中无意识和潜意识指同一概念，即 unconsions。

是促进来访者将无意识心理活动意识化，而是治愈来访者的纵向分裂（vertical splits），使得来访者意识层面的经验更具连续性。梅隆（Mollon）提出，"为了理解心灵的动力，我们既需要压抑这个概念，也需要解离这个概念，以便考虑到内在心理动力冲突与由外部冲击所产生的创伤之间的相互作用"（2000:66）。

作为心理治疗的实践者，我们的工作通常包含将来访者的无意识进行解码，以便帮助他们理解自己的行为和感觉的含义，而这些材料的含义是超出他们的理解范围的。由于没有直接进入无意识的动力内容的途径，我们必须通过间接的方法进行推断，例如来访者做了什么、说了什么或梦到了什么，这就是我们受训的原因，训练我们观察互动中的细节和非言语行为，以及去理解来访者所讲述的故事和梦境背后潜在的意义。

无法进入无意识动力或许是因为压抑。弗洛伊德认为，压抑的功能是为了将个体无法接受的信念、愿望及幻想保持在无意识状态或伪装的状态，因为这些内容威胁到我们意识活动的平衡。压抑的概念依然很重要，因为，压抑作为保护心灵的机制，可以使人意识不到关于自己或他人的痛苦体验。

> 克劳迪娅20多岁的时候，一次在爱丁堡无意间看见她新婚闺密的丈夫与另一女性在酒店里。眼前的一幕使克劳迪娅感到很苦恼，她担心自己会在不经意间把这一幕告诉闺密。她知道自己时常会为自己说出去的话感到后悔。多年后，克劳迪娅突然记起这件事情，并意识到自

这件事发生以来，自己就再也没有想到过它。

在这个例子中，克劳迪娅经历了内心冲突，这导致了难以承受的焦虑。一方面，她想告诉闺密，因为她不想隐瞒她丈夫曾背叛她这个事情。同时，她也不希望让自己的闺密难过，也担心告诉她真相后会破坏他们的关系。通过压抑记忆，她解决了这个问题。因为，她没有办法说出她不"知道"的事。

交流的渠道

科恩伯格（Kernberg，2004）指出我们可以通过三种渠道倾听我们的来访者：

● 渠道1是指来访者的言语交流——他所说的话的外显内容和潜在信息、自由联想的顺序，以及联想所涉及的内容；情感的部分也包含在内。

● 渠道2是指交流的非言语部分——来访者的行为如何传递出情感或动机，来访者是如何组织他的语言和谈话的。

● 渠道3是指反移情。

科恩伯格提出两个重要的观察结论。第一，同一来访者会在不同时间以不同的紧张水平来呈现以上三个方面。第二，来访者的心理病理越严重，就越倾向于非言语的沟通，包括通过反移情，而不是言语的方式来交流。

例如，来访者可能通过笑话或口误揭示其真实的但却是无意识的希望或冲突。梅隆注意到，"无意识表达的，常常是令人难堪的，好像是在用羞辱的方式嘲弄我们意识层面的幻想并控制我们的愿望和意图"。梅隆指出，在与来访者交流的无意识部分进行工作的时候，其中的一个困难是，别人向你指出来的事如果是你不知道的，会令人感到羞耻。治疗师需要仔细建构对无意识材料的解释，原因之一是，如果治疗师看到的是来访者还没有觉察到的内容，这可能会带给来访者很强的羞耻感。当无意识内容接近来访者的意识层面时再来解释是比较好的操作。如果所谈及的内容根植于来访者无意识深处，你的解释便不可能被来访者接受，因为他并没有感觉到这个解释是"属于"他的。

梦

在呈现无意识内容方面梦仍然很重要。有的时候，来访者在治疗期间会报告一系列连续的梦。一名来访者的系列梦围绕"我们在我的房子里"这一主题展开。她的梦随着治疗时间的推进而不断变化，早期的梦中我是在房子门口的台阶上，随着治疗的推进，我第一次被允许进入一个"公共的"房间（就像客厅那样的房间）里面。随后，她谈到梦中我在她的卧室里，这是这房子最私密的地方。她的梦反映出她的内部世界以及她与我关系的变化。这些梦成为非常有用的工具，我们可以借此去思考我们之间关系的变化，也可以借此看到她的重要的成长。

类似其他在治疗中的活动一样，梦也可能被防御性地运用。例如，有的来访者可能在每一次的治疗中花大量时间生动细致地描述梦的各个细节，而避免谈及那些最初促使他寻求治疗时的痛苦和焦虑。如果这种情况发生了，治疗师需要以非常温和的方式提出来访者没有谈及的话题。如果你不这样做的话，来访者可能会担心你也不希望面对它们。我可能会说："我在想，关于梦我们已经谈了很多，这对我们了解你的某些困难很有帮助，但是，我也知道，当我们花时间讨论一些事情的时候，不可避免地就谈论不到另一些事情了。我想知道在我们着重谈论你的梦的时候，是不是把有些我们需要一起看一看的事情给挤漏掉了。"

对无意识进行工作的技术

你对来访者的无意识材料进行工作的方式是许多因素综合而成的一种功能，这些因素以一种独特的方式结合在一起。它们是你作为治疗师的个人色彩、来访者所使用的防御机制、来访者所处的治疗阶段、在治疗的任一时刻治疗师及来访者的投入程度。

帮助来访者进行自由联想

自由联想是进入无意识的途径，是通过谈论任何在脑海中浮现的内容，并避免对其进行审查而实现的。自由联想被看作"基本原则"，是心理动力治疗技术的核心部分。治疗师的任务就是为来访者创造条件，使其能够自由联想，以进入当前在他的意识觉知

针对无意识交流开展工作

之外的思想及感觉。在这个过程中，能帮助你的工具是治疗框架、分析性的空间，以及你对来访者回应时的分析性的态度。自由联想实际上是很困难的，我把它看作是一个成就而不是一个天分（given）。能够自由联想就是一个信号：在那个时刻，来访者对于治疗的阻抗降低了。能够自由联想也是信任治疗师的信号，因为浮现在脑子里的东西常常是让人尴尬或者难以说出口的。

促进自由联想的方法并不固定。一些治疗师明确地建议来访者讲出全部浮现在脑海里的内容，也有治疗师只是在需要的时候才这么做。如果在治疗开始的时候就给来访者一些指导语，像下面这样说可能会有所帮助："试着把浮现在脑海里的内容讲述出来，即使这些内容看起来并无特别的关联，或许难以表达，也试着把它们讲出来。" 我自己的观点是在治疗的起初并不给予任何指导语，因为来访者会很自然地讲述脑海里的内容。通过分析性的方式来回应来访者所讲述的内容，我们增强了他们对自己的思想的探索过程。但是治疗的任何阶段来访者都会挣扎，在这种情况下，我可能会说："我想知道你是否能捕捉到此刻在你脑海中浮现的东西？"有时，来访者会在治疗开始时说："今天轮到你了，我没什么好说的了。"我通常回应道："虽然这可以作为开场，但我不确定这样做会有什么帮助，因为让我来说的话可能会使我们偏离探寻在此刻对你而言重要的东西。"

有时来访者需要帮助才能认识到在治疗中，一切事物都是心理动力研磨坊的谷物，无论是转瞬即逝的还是看起来与思想无关的内容，都是这样。

　　曼蒂反复说她没有想任何事情。除了与她来治疗的"问题"有明确关联之外的任何想法或感觉，她都把它们看作不相关的部分丢掉了。一天，她十分安静，没有任何要说的。治疗师提示之后，她终于谈到她在想我咨询室外的盆栽最近有没有浇水。她最初不愿深入探索这个想法，说与她来见我的原因无关。我说："有些思想或感觉在此刻看起来没有关联，但这些内容依然值得探寻。至少可以假设你在想盆栽的时候，会阻止你想其他的事情。因此，我在想是否我们可以看一看它能带我们到哪儿。"

　　虽然曼蒂刚开始有些不情愿，但她渐渐进行了一系列丰富的关于焦虑的联想，她焦虑我是否会关注那些无法关注自身的人或事，而这也包括她自己。当我们讨论说她不愿告诉我她在想什么的时候，曼蒂说她只想告诉我她能确定为问题的事情。她讨厌我看见那些她自己还没能处理好的事。这致使我们去审视她有多讨厌我们之间的权力差别，她不愿"给"我任何会让我更强大的东西。

来访者与自由联想过程的关系会被以下方面影响：讨论中的材料；在那一时刻你在移情中是谁；或者，你们所处的治疗阶段。例如，一位来访者可能会突然无法自由联想了，可能是他被一些无法说出来的事情搞得很心烦；或者当他开始探寻某个困难的领域时，他可能说他的脑子空白了。就像心理治疗中的其他活动一样，自由联想也可以被防御式地使用。例如，一位来访者要求她自己绝对遵从自由联想的基本规则，并且不允许自己在治疗中有任何想法没有表达出来。一段时间后，她才开始质疑这一点，后来她意识到她把治疗师体验为一位侵入性的父亲，在这位父亲那里她毫无隐私可言。矛盾的是，通过说出脑海里所有的事物，她得以把治疗师排除在外。因为它阻碍了真正的自由联想，而真正的自由联想允许治疗师进入她的内心世界。

用"分析性的耳朵"来倾听

弗洛伊德为治疗师们提出一个限定，"在均匀悬浮式注意的状态下，听任自己处于无意识心理活动中"（1923：239），这在今天看来依然意义重大。这需要对来访者的交流与你自己的心理状态开放，并在二者之间自由地来回移动。要做到这一点，你需要能够忍受不确定性——不完全知道在会谈中正在发生什么，或者不完全知道某个时刻来访者的意思。你因此必须能够抵制住寻求确定性和提供答案的需要，这会很难，尤其是在你的来访者非常烦躁的情况下，或者你觉得自己不够胜任而想展示你能够为对方提供什么东西的时候。矛盾的是，在会谈中，我们越是尝试去思考，或者我们越想记住上次治疗发生了什么的时候，就越难去"捕捉病人的潜意识流动"(Freud, 1923:239)。比昂（Bion）把它精炼为"为了练习直觉，心理治疗师需要放开记忆、欲望和理解"（1970:315）。

然而，他并不是字面上的意思"忘掉我们知道的关于来访者的一切事情"（这是不可能的）。比昂还提醒我们，以意识的日程来开始会谈，会干扰我们的倾听能力，使我们听不到来访者试图告诉我们的内容。

当我们努力去自由地、客观地倾听时，就会产生一个内在矛盾：为了自由客观地倾听.，我们需要承认我们自己的预设会将我们所听到的东西塑型。我们不可避免地在理论框架下倾听，这会扭曲或者限制我们所听到的内容。此外，我们自己的无意识会影响我们怎样倾听及听到了什么。科恩伯格（2004）强调，那些承认我们的自由客观倾听能力受到限制的从业者们，不太会将自己的理论框架强加给他们的来访者。然而，那些相信自己的倾听没有受到其理论基础影响的从业者，反而更有可能把他们的理论框架套到来访者身上。

可以大胆地假设，自来访者在门口问候你到离开咨询室，这个过程中来访者所说和所做的每个细节都是有意义的。你不一定能立即明白某些事情何以那么重要。但随着会谈的深入或者在下次会谈中，这些意义就可能会显现出来。重要的是要牢记，你的来访者在他一周中只有很短的时间与你在一起。由于大多数来访者一周与治疗师会面一次，会面通常1小时或者少于1小时。因此来访者选择如何使用治疗时间是一个指标，以表明在那时对他而言什么是最重要的。矛盾的是，来访者最重要的事情有可能是与你保持一个安全的距离，所以看起来他在治疗中通过基本不做什么来

"浪费"治疗时间。然而，仅仅与治疗师一起存在着，对某些来访者而言也许就是一种成就了。这时，最为重要的事情可能不是马上阐释他在讨论什么。潜在的交流也许不在讲述的故事内容里面，而呈现在他怎样使用会谈，或者在会谈中有怎样的行为。接下来的片段将对这个问题进行阐述。

> 在开始治疗一个月后，维姬注意到，当她为汤姆开门时，汤姆倚靠在房间外面的墙壁上，一副懒散、相当漫不经心的样子。她感到汤姆在诱惑她，这让她觉得不舒服。维姬害怕她对汤姆行为的理解太带有个人色彩而阻止自己深入思考这些行为，所以她也没有把她的观察写在会谈记录中。然而，几周之后，凯特注意到，汤姆对维姬说的某些话语中似乎有蔑视的成分。维姬突然联想到她应门时的不舒服，汤姆看她的方式让她感觉到了蔑视。随即，维姬告诉凯特她在治疗开始时体验到的感觉。她们一起思考汤姆是怎样以一种性欲化的方式来传递他的蔑视，这种方式可能显示了汤姆的内部客体关系。

当倾听来访者诉说时，你需要平衡两个对立的要求。第一，你需要确保你与来访者充分分离，你不会过分认同来访者。第二，你需要对来访者保有足够的认同才能共情对方。如果过分认同他，你可能不允许自己对来访者的讲述产生不一致的理解；或者你可能会假设你们二者对来访者所说的话的含义有一个共同的理解。

但是如果你与来访者过于分离，你可能变得对他不敏感，或者伤害他。

倾听来访者的故事或者梦里显在和潜在的内容，涉及若干相互独立的任务。第一个任务就是敏感地参与来访者实际的故事，通过基本的咨询技术，比如：反映（reflecting）、提点（prompts）和总结（summarising），来帮助他讲述这个故事。在这个过程中，你也在促进来访者倾听他自己，这会帮助他开始与自己建立联结。只有当来访者已经部分参与建构潜在材料的理解过程之中时，对潜在材料的理解才有意义。如果你因感受到压力而过快评论其潜在内容，他可能很容易觉得（而且也确实是）你没有真正在倾听他。我们可能会通过宣称什么是来访者真正所思或者所说，来展示我们有多么聪明，这一诱惑我们都可能遭遇到。但是我们需要抵制这种诱惑，因为这样做会传递一个信息——这不是合作式的工作。这么做会增加阻抗，并且最终会导致公开的和 / 或伪装成被动或顺从的无意识敌意。

你同样需要注意来访者是如何讲述他的故事的，包括讲述中的任何沉默、缺口、不一致，及其身体语言。然后，你就可以开始尝试理解潜在的或者"无意识"的故事了。在这一时刻，你需要问自己一些问题，比如："这个故事与来访者在这次或之前会谈中的其他材料之间有联结吗？""这个故事与我所知道的其他关于来访者的所有信息是如何适配起来的？""这个故事对我有什么影响——此时我正在感觉到什么和想到什么？" 这个故事的移情含义有可能看起来比较明显，或者，也有可能你需要有意识地要求自己思考移情的事，而与此同时，你也在监控着自己的反移情。

倾听我们的来访者不是一个被动的活动——而是既主动又艰难的工作。能够带着分析性的耳朵去倾听是一种高级技能，这种技能随着时间逐步发展。莱玛提醒我们，"这种倾听调频到与人的自我欺骗倾向和让病人远离痛苦情感的阻抗上，病人用自我欺骗和阻抗来回避痛苦的情感"（2003:176），因而，用这种方式倾听时，不要把任何事看成理所当然的。同样，你也不能期待在某一次会谈中就能理解来访者在该次会谈中发生的每件事情。无法避免的是，当你卷入来访者的世界中时，你会漏掉一些东西；而且，要平行地监控你自己的反应是非常困难的。受训时练习写过程记录（详细记录会谈中说了什么、有什么感觉）常常能帮助治疗师意识到遗漏了什么。这包括在治疗中遗漏的可能的意义或阻抗，或者之前不明显的联结。我现在已不再常规地写过程记录，但我发现当会见新来访者时，当我在反移情中挣扎时，或者，在类似来访者或者治疗师付诸行动等重大治疗事件之后，写过程记录是有用的。这样做常常能揭示我未意识到的移情和反移情，也能帮助我下一次会见来防者时能以不同的方式去倾听。

诠释潜在的内容

在诠释来访者行为或者故事里面那些潜在的内容时，我们是在帮助他建立联结，在未意识到的事件、感觉、想法、希望或幻想，与清楚知道的心灵意识层面的某些东西之间建立联结。在这部分，我会主要聚焦于移情外（extra-transference）的诠释——该诠释的主要目的是帮助来访者理解没有直接联结到他与你的关系中的事情。

要解读来访者的故事和梦当中潜在的内容，就需要象征化和理解隐喻的能力。我们很多时候都在使用隐喻——实际上，如果有人不能象征化或者不能理解隐喻，那么，我们就会把他们看成有着具象化思维（concrete thinking）的人。具象化思维与自闭障碍、精神病性体验有关。某些隐喻似乎具有相当一致的含义，例如，当来访者谈到或者梦到一座房子，房子常常指的就是他自己；同样，房顶或者顶楼可以象征人的心灵。在地下或在海里的描述可能指的是对潜意识的关注。但是，过于确定某个事物象征了什么却是错误的。提到房子可能暗示对自我的关注，也可能不是。过于确定可能会干扰来访者去理解某个特定的隐喻在某个特定的时刻的含义。

> 对汤姆的头三个月治疗是很困难的，他时常迟到，这不断地呈现出他的矛盾情绪。如同预料中的一样，他常常不理会维姬的干预，认为维姬什么也给不了他。维姬注意到他可能会放弃治疗，并且注意到汤姆不认为之前的治疗有价值。
>
> 第一次中断之后不久，汤姆准时前来会谈，但明显有些焦虑不安。他解释说他正在考虑尝试一个新的业余爱

好。一个关于洞穴探险运动的电视节目引起了他的兴趣，因此他已经通过网络对此有了更多了解。生理上的挑战让汤姆兴奋，地下探险和去到很少有人冒险去的地方的想法也同样让他兴奋。他越说越激动。维姬不禁想到汤姆可能会为了他的新爱好而放弃治疗。"有一件事，"汤姆说，"当你向下进入洞穴，你在绳子的末端。我不知道是否会放心让其他人拉住绳子。他们可能会扔下我。"

维姬听着听着，就开始假设汤姆在谈关于治疗的焦虑。汤姆是不是在告诉她，他现在想要探索地下的东西（他的无意识中的内容），但他害怕维姬不能安全地抱持他，他担心维姬可能扔下他？维姬意识到把这一假设过早提出来可能会关闭更深入的探索，因此她持续深入地讨论汤姆故事里显在的内容——他开启这个新的爱好可能意味着什么。当汤姆重复他对被扔下的担忧时，维姬说："我在想你是否被卡在进入地下的兴奋与被扔下的恐惧之中。你是否担心你的恐惧会阻止你去尝试？"汤姆同意了这一点，但也补充说他真的很想去探险。维姬继续说："很明显你进退两难，我在想这是不是使事情更加困难，因为，它使你想起另一个情境，在那个情境中，你也不确定地下探险是不是安全的——那个情境就是：我们治疗中的情境。"

在这段摘录中，维姬首先谈到汤姆故事中显在的冲突——即，他希望探索并接受新爱好的挑战，但进入洞穴时可能被扔下的恐惧则完全阻止了他去尝试这一兴趣。只有知道汤姆感觉到被维姬倾听到了显在的故事，维姬才会满意地着手于揭示故事的潜在方面。维姬采取了逐步深入的方式来接近她所假设的汤姆的无意识交流，她提出假设的方式是尝试性的，并且她也含蓄地表示她的假设并不一定是正确的。她也在故事的显在内容和潜在含义之间建立了清晰的联结，以帮助汤姆把二者关联起来，这样他就不会觉得维姬的诠释出乎意料了。

何时把来访者故事里潜在内容的假设给提出来，恰当的时机是什么，关于这一点没有套路可言。每一个来访者都不同，同一个来访者在不同的治疗阶段也不同。维姬采用逐渐深入的方式合适于新的来访者，因为他们还处在学习什么是治疗的过程中，也适合于以下情况：处在对治疗有阻抗阶段的来访者；来访者非常痛苦或者深深陷入故事当中；与来访者谈论一个对他来说是新的领域（而你已经知道了一段时间了）的时候；或者你觉得你对潜在内容的诠释可能很难被来访者理解的时候。

然而在其他时候，潜在内容诠释越早越直接才是恰当的，只不过，你需要确信你与你的来访者能够很好地一起做这项工作。暂时让我们想象汤姆已经能够理解：故事和梦是来自于无意识心灵的交流，而且能够去听一个直接的诠释。在这样的情况下，维姬可能说："我在想：你是不是很害怕，如果你允许我在你探索心灵的地下领域时抱持你，你担心我可能会扔下你。"这里，维姬没有在显在和潜在的内容之间做明确的联结，因为她相信她的来访者能够看到这个联结。她将联结更直接地指向汤姆与自己的关系之中，而非像在前面的片段中那样泛泛地与治疗联结。因为她的来访者更能够思考他们之间的关系。

当来访者把梦带到治疗中时，我们需要假设梦是很重要的，而且通过讲述它正传递着重要的交流。大多数梦被忘记了，所以事实上被记住的、之后又被带入会谈的梦，它本身就是非常有意义的。类似其他的交流，我们不仅需要倾听交流的内容，还需要倾听来访者是怎样叙述的，尤其是在他叙述很困难的时候。矛盾的是，一旦来访者知道了他们的梦有其含义，讲述它们将变得更加困难。由于梦常常是表达愿望或幻想的工具，在讲述梦的内容时，尤其是这些材料是关于性或者包含对治疗师的渴望的证据时，来访者会感到极其强烈的难堪。

一旦来访者讲述了梦的故事，你就有了多种选择。你可以决定让来访者告诉你他怎样理解他的梦，也可以看到他对梦做了哪些联想，或者，你自己可以做一个初步的观察。类似于其他的交流，我们不仅需要倾听梦的内容，我们还要知道来访者是怎样讲述梦的，尤其是他提到梦非常困难的时候，更是如此。某些从业者认为来访者在会谈中说的或做的任何一件事都与梦相关，因为梦潜意识地贯穿会谈始终，且来访者对梦的处理也贯穿治疗始终。

正性和负性的诠释

动力学工作的长处之一就是我们已经准备好完完全全进入来访者

内部世界中的负性方面或负性体验，并且帮助他们面对这些部分。然而，以承认正性的交流为代价，我认为我们可以聚焦于来访者交流的负性面向。赛明顿（Symington，2008）认为，过多诠释来访者交流的负性面向（例如他的破坏性），会有强化来访者消极面和增强来访者悲观前景的风险。相比之下，他认为做正性的诠释（例如来访者正变得更有建设性）有助于进入来访者积极的或宽容的部分，这会强化一个更为良性的前景。显然，两者之间需要平衡，但我同意赛明顿的观点，作为一名专业人士，我们需要反省是否通过过度使用负性的诠释而强化来访者悲观的前景，无意间延长了治疗。我认为我们也需要考虑为什么有时倾向于选择负性的诠释而非正性的诠释，是否有的时候我们通过这样做是在惩罚来访者，或者向来访者宣称我们比他更有权力。

洞察力的局限

对某人的困难或对某人内部世界的理解，有理智的理解和情绪的理解之分。智力的洞察涉及能够看到联结，但这种理解是在认知或者思维的层面。另外，情绪的洞察发生在来访者开始意识到伴随着情绪反应的事实或联结。在来访者的内部有什么东西发生转变了，而且，他与其内部世界的关系变化了。心理动力学从业者认为治疗性的改变只发生在情绪洞察与认知理解相互联结时。这就是我们需要跟随来访者的步伐来工作的原因之一，这样我们就不会在来访者还没有准备好情绪的理解前，就向对方呈现智力的

　　　　　　　　针对无意识交流开展工作

洞察。事实上，智力的洞察本身会被防御性地使用，以保护来访者避免情绪的理解，这样就会减缓改变的步伐。

> 多年来，为了治疗强迫症，罗琳已经接受了多种治疗。虽然她对于为什么得这个病症，什么引起急性发作及强迫症如何影响她和其他人的关系，都有深刻的洞察，但她的内在什么也没有改变。她绝望地"眼睁睁地看着"自己进行仪式化动作，"知道"为什么，却不能让自己停下来。

但是，有的时候在缺乏情绪洞察的情况下，智力洞察也会有用，例如：当这个来访者非常混乱或者痛苦，智力洞察会帮他提供"脚手架"（支撑）。有的情况下，当来访者难以忍受或者理解其感觉的时候，帮助他对正在发生什么获得智力的理解也会促进治疗进程。这看起来与我们通常所做的相反——我们更多地尝试帮助人们获得自己的感觉，阻止过多的智力理解。然而，帮助感觉太多的人去思考，与帮助思考太多的人去感觉同样重要。

对纵向分裂进行工作

经历了明显的纵向分裂的来访者，他们的体验是不连续的。这意味着，在某次会谈中或者在会谈的某个点上，他们有可能会触碰到强烈的情绪，但随后，便切断了与这些情绪的联结。大多数这样的来访者记得他们事实上有过这些经历，但无法接触到体验过强烈情绪的这部分自体。因此这些体验不能够像属于自己的感觉那样去体验到。正如之前提到的，这种体验尤其与早年生活中有过重大创伤的人有关。

　　大约进行了6个月的治疗后，维姬的妈妈住院，因此她不得不临时更改或者取消汤姆的一些会谈。由于会谈突然失去连续性，汤姆变得没有方向了，他第一次开口谈论当他还是孩子的时候，母亲会离开家，有时两三天不回来，剩下他和父亲一起。每当他深信母亲不会回来的时候，父亲没有试图去安慰他。最终汤姆让自己远离了自己的感觉。他描述看到自己恳求母亲不要离开的方式，仿佛他是一个正在上演的戏剧的观察者，而不是参与者。

　　在某些会谈中，汤姆非常痛苦。其他的会谈中，他只能记起母亲离开的事情，但完全触碰不到与事件相关的任何情感。维姬变得很受挫，因为当她对汤姆的悲痛做联结时，汤姆有时不予理会，就好像她所说的与他没关系一样。在督导时，维姬渐渐意识到汤姆需要把他自己和母亲离开的创伤相分离，因为他的痛苦太具有压倒性了。这造成了纵向分裂，他的创伤性的自体与他继续存活的好像任何事都没有发生一样的那部分自体隔离了。

关于怎样与来访者工作以疗愈纵向分裂，肖尔（Shore，2003）提出了一些建议。维姬需要承受汤姆情感的力量，这些情感来自于过去的事件，也来自于移情。她还需要聚焦于以下方面：与他的情感状态同调，能够跟踪这些状态，能够通过共情来帮助他识别和管理强烈的情绪。维姬需要与汤姆一致，并且持续地反省他们之间发生了什么。最后，她还需要帮助汤姆超越强烈的情绪体验，使他能够反省这些情绪，并能反省自己体验这些情绪的过程。

阻抗

对于你和你的来访者而言，最受挫的事情之一是，尽管你的来访者表达了想要改变的愿望，但他所做的看起来却像是在破坏他所寻求的帮助。这貌似故意而为之，例如在会谈中有规律地迟到，以至于他没有机会完全参与到会谈当中。或者说，情况可能更为微妙，来访者同意治疗师所说的每句话，这样他的敌意就被隐藏起来，不能被探索到了。更为明显的阻抗形式是发生"在咨询室里"的阻抗形式，它们提供给治疗师的不只是一个一起工作的机会，还为针对其工作提供了多种可能。然而，隐藏的阻抗形式常常只会在来访者没有改变的时候才变得明显，有时尽管治疗实际上看起来进展顺利。 任何一种阻抗形式都提供了关于来访者的丰富的潜藏的信息资源，这些可以被治疗性地应用，有助于更好地理解来访者。

虽然阻抗和防御之间有紧密的联系，但是许多作者都强调它们不是同一个事物。防御是来访者心理结构的一部分；阻抗是治疗中呈现的材料威胁到来访者的心理平衡时，来访者所采用的一种自我保护的方式。正如格林森（Greenson，1967）提到的，阻抗不仅是用来对抗治疗师的，也是在对抗来访者自己改变的愿望，这样就可以维持现状。我们通常会假设：阻抗是来访者寻求改变的那部分自我与抗拒改变的那部分自我之间冲突的结果，也许是由于对改变的后果有恐惧。体验到冲突表明心理结构之间会相互冲突。但是，明显的阻抗实际上可以反映出发展缺陷；换句话说，来访者没有恰当的心理结构以抵抗冲突。正如莱玛（2003）提醒我们的，这不是来访者"不愿"，而是他"不能"。

在治疗的任何阶段，我们自己也会引发来访者的阻抗，尤其是由于技术失误所引发的阻抗。一些来访者发现，在提到自己身上婴儿般的那部分时，会诱发羞耻感。这需要敏感地处理以降低阻抗。我们会把一些不是阻抗的事当作阻抗，这样会增加阻抗。例如，我们错误地将来访者不同意我们所说的话解释为阻抗。在极端的情况下，这会导致治疗的僵局。重点强调一下：意见分歧不一定是阻抗的外在表现。这也有可能是来访者感觉到能够与你意见分歧，是一种信任你的信号；或者是来访者逐渐成熟的标志，他可以思考你所说的话对他自己的价值。当来访者不赞同我们时，我们一方面应该能够处理好这对我们自恋的伤害——我们可能就是错了！另外，很重要的是，也要记住，当我们尝试帮助来访者识别阻抗时，来访者可能会使用理智化和合理化以避开任何探索他行为的尝试。

桑德勒及其同事（Sandler et al, 1973）指出，阻抗有无穷无尽的形式，试图把它们一一列举出来是毫无意义的。但是，我认为看看最常见的几种阻抗形式会对治疗有所帮助。

治疗开始时的阻抗

虽然阻抗可以在治疗的任意时间出现，但最常出现的是在治疗的开端。然而，重要的是，不要自动就假设治疗开始时的不确定性只是源于阻抗，还可能有其他原因，比如，可能与不懂得如何使用心理动力这种治疗形式进行工作有关。举个例子来说，当开始治疗时，许多来访者的脑子里都没有关于交互式的治疗关系（mutual therapeutic relationship）看起来是什么样子的这个概念，同时也不知道什么样的互动是可以的或被允许的。当缺乏觉察阻抗的意识时，处理阻抗就变得困难了。我倾向于保持头脑开放，同时教育来访者了解治疗的过程。比如说，也许需要直接教来访者心理动力工作中可能有的互动方式是什么。

在其他时候，来访者是矛盾的，他们的阻抗在首次接触时可能表现得很明显，例如通过无法对初次会面的时间达成一致来呈现其阻抗。汤姆通过记错与维姬初次会谈的时间来展现阻抗。阻抗也会以邀请治疗师参与更为社交性的关系来呈现，或者通过询问私人问题或评论你的工作场所来呈现。

鲁比是位新来访者，在咨询的相关行业（allied field）工作。当她进入等候室时，她环顾四周然后评论道："你这儿装修不错。我曾经常想在这样的地方工作。"她的评论对我造成了许多影响。第一，我感到被侵入了，好像她在我将要邀请她进入的分析空间中做了标记。第二，我想，对鲁比而言，要作为来访者进入非对称的关系中可能非常困难。这些都在随后得到了证实，鲁比极其难以应付在我面前变得脆弱的状况。鲁比对于自己变得脆弱很焦虑，也很抗拒，她通过评论来提醒我们两个人可以成为同事，这正体现了她的脆弱。有次在治疗室，我说道："当你和我可以如此容易地成为同事时，可能对你来说要作为来访者到这儿来是很困难的。"通过谈到这些，我打开了一个心理空间，邀请她进去反省。

询问私人问题可以表明阻抗，因为这是来访者通过挑战治疗框架来试图平衡治疗关系的一种方式。许多人很难接受，我——作为他们的治疗师——对他们的了解远多于他们对我的了解。针对来访者提出的更直接的私人问题，如："你有孩子吗？"我会这样回应："我想知道，我有孩子对你而言意味着什么？"如果来访者再次询问，我会说："我对你了解如此之多，而你对我却知之甚少，这点对你而言可能确实难以接受。"

寻求建议是阻抗的另一种形式，可是重要的是，要记住来访者可能会因为不知道心理动力是怎样发挥作用的而询问建议。然而，当来访者说："我知道作为一位心理治疗师，你不会给予建议，但这次我还是希望你告诉我应该怎么做"时，这可以被视为一位新来访者的挑战。在这个情况下，我会以共情的回应开始，如："我想，要接受我不是那种可以告诉你做什么的治疗师，对你而言确实很难。"我可能会补充道："我想知道，你会不会觉得，我如果愿意的话，是可以通过告诉你怎么做来帮助你的。"或者我可能说："也许当我没有告诉你怎么做时，这种感觉就像是我刻意有所保留，不去帮你一样。"如果来访者坚持要我给予指导，我会接着说道："看起来，好像我给予你的帮助，很难让你感受到你被帮助到了。"这种对来访者阻抗的诠释，就是在开始处理负移情了，这个负移情是随着改变而产生的矛盾情绪出现的。

询问我的职业资格和经历，也可能是阻抗的表现，但是当来访者在治疗开始阶段询问时，我总是直接回答他们，这个原因我已在第5章讨论了。虽然是直接回答了这个问题，但讨论这个问题的重要性也是有用的，因为不同来访者询问职业资格的意义会有所不同。由于来访者对治疗不满意，那些已经很好地进入治疗的来访者也会询问治疗师的资质，所以直接回答这个问题就会回避掉负移情。我可能讲诸如此类的话来回应："我很乐意告诉你；事实上很高兴你问到了，但在我回答之前，也许我们可以思考一下，知道了这些对你而言意味着什么。"

在治疗的开始阶段，来访者在临近离开的时候说出最重要的事，这样的情况也并非罕见。这可能与来访者难以讨论那些痛苦或冲突的事情有关，或者是因为他们觉得难以分离，又或者是因为他们试图控制会谈结束的时间。重要的是要去处理它，我通常会说：

"这听起来很重要，但我们现在不得不结束了，我想你可以在下次会谈中回到这件事情上来。" 如果来访者继续这样做，我会在下次会谈的材料中去寻找一个机会，来处理上一次会谈结束时提出的问题。我会开始探索在会谈结束时带出最重要的问题意味着什么。

我总是小心谨慎以免过早诠释阻抗。虽然有时及时诠释是必要的，但如果来访者把过早诠释体验为迫害性的，则会导致进一步的阻抗。在治疗初期迟到就是一个特别的例子。通常来说，来访者到治疗室有很长的路程，尤其是在交通高峰期的时候，很难预估行程需要花费多少时间。我的回应显示了我自己独特的治疗立场，即关注客观现实和关注内在现实一样很重要。

不能自由联想也可能是阻抗的一种形式，因为来访者不能进行作为治疗工作核心的自由联想活动。 在治疗初期，自由联想困难不一定只是源于阻抗，也可能是因为不能确信讲出所有浮现在脑海里的内容会有所帮助而导致的。因而，有时来访者需要时间来看到自由联想的价值。

治疗后期的阻抗

由于改变带来的意义，有时来访者在获得不错的成长后开始抗拒改变的过程。例如，来访者的感觉和思维方式的改变会对治疗之外的亲密关系产生严重的后果。 对来访者阻抗更深入的洞察，可以成为保护其亲密关系、避免关系破裂的一种方式。当来访者逐

针对无意识交流开展工作

渐接近其问题的核心时，他的阻抗常常也随之增加，尤其是在他的困难与其人格构成的方式有关时，或者治疗带来的改变威胁到他自己是谁时。随着来访者的好转，他也不得不面对失去与你的关系，这如同面临着卸下织布所用的织布机的状态。如果来访者在他的生活中没有其他亲密关系，他会觉得失去治疗师是难以忍受的，且可能随着治疗结束日期的临近，他会变得越来越糟糕。

在治疗中期和后期对阻抗进行工作，重要的是要记住，来访者既希望又惧怕改变的结果。来访者常常会因为阻抗而受挫，我们也可能用受挫和不耐烦来回应来访者的受挫感。这种情形使我们难以保持共情，也使得我们难以触碰到与阻抗相连接的恐惧。如果我们能够保持共情，我们就会有更好的机会去帮助来访者希望改变的那部分自我。

| 拓展阅读 | Mollon, P. (2000) *Ideas in Psychoanalysis: The Unconscious.* Cambridge: Icon. |

潜藏于技术中的
理论：
移情和反移情

我们如何理解和使用移情和反移情？在这方面人们所写的文章几乎超过心理动力学理论中其他任何一个主题。它（移情和反移情）不仅是心理动力学理论的核心，而且也是我们如何去定义所使用的治疗技术的基础。然而，就像滕内斯曼（Tonnesmann,2005）指出的，不同的心理动力学流派对于这些术语的确切定义没有达成一致。这是因为每个治疗师都有他／她自身的思维模式和偏好的工作方式，这决定了他们理解这些术语的不同视角。本章的目的就是要带你领略这一领域的某些复杂性，这样你就能够理解你使用移情和反移情与来访者进行工作的基本原理。

我们理论的核心部分包括两条相当简明扼要的核心理念。我们在咨询室内或咨询室外都会用到它们，只不过通过精神分析的框架和技术，它们才发展成型并成为焦点。

● 首先，在我们的脑海中都会有一个关于这个世界和周围的人际关系是如何运作的模板。这个模板在我们早年生活的

潜藏于技术中的理论：
移情和反移情

真实经历基础上产生，它包括我们与生命中重要他人的相处经历以及我们在幻想中如何理解这些经历。当没有意识到这个模板时，我们就会以这个模板来知觉他人，并主动对新的关系和情境进行建构来适配这个内在模板。

●其次，心灵世界会互相影响。当两个人相处时，他们会相互影响对方，这种影响创造了一种独特的关系结构。这意味着你和你的来访者都把自己的意识和潜意识想法以及对关系的预期贡献给了这个关系结构。在某次治疗会谈中会重点讨论如何理解你的来访者对你的移情体验，而你的移情和反移情感受将会在你的自我分析或者案例督导中被讨论。虽然移情在我们日常生活中是很常见的现象，但当来访者进入治疗会谈时，这个过程就被加强了。这是因为当我们自身无法掌控某些东西而寻求帮助时，我们的依恋系统就会被激活。这会让我们更容易感到脆弱，尤其是对那些我们想从他们身上寻求帮助的人更是这样，而且这点燃了我们对此人的移情性渴望和焦虑。我们建立和特定地使用治疗框架是为了创造一个环境（见第 4 章），在这个环境中，来访者的内部现实走到了前台，这就创造一个移情能够蓬勃发展的情境，从而，动力性治疗工作就能够开展起来了。

尽管移情是一个很普遍的现象，但我们的人际关系是由移情性的期待还是由现实主导，其程度会随着我们自我的力量不同而不同。那些自我破碎或者脆弱的人会寻找一种被他们内在现实主导的关系，这种关系包含了他们／她们对他人的移情。他们／她们把他人看成是一个完整个体的可能性更小，而是将他人看成要么全好要么全坏的个体。那些自我更强大的人能够考虑到外部世界的现实，包括他人身上真实的特征或行为，这使得他们能够把他人视为一个更完整的人，一个既有长处也有其脆弱性的个体。

我们的来访者通过很多不同的方式表达他们的内在世界以及移情关系，包括他们向我们讲述的故事。鲁伯斯基和克里斯托弗（Luborsky & Crists-Cristoph,

1998）发现的证据证明了来访者所讲的涉及他们关系的故事揭示了正困扰他们的内在核心冲突。他们因此提出了核心冲突关系理论（the Core Conflictual Relationship Theme，CCRT），以此作为理解来访者故事中所蕴含的意义的方式。其研究还发现：来访者与其治疗师互动的方式及来访者与其讲述的生活中重要他人的故事之间存在着一种联系。这项研究支持了移情的概念，也支持了通过来访者的故事来获得移情是合理的。他们还发现，对来访者 CCRT 模式的精确解读与成功的治疗结果之间也存在着联系。

反移情被描述为一种高级形式的共情。跟移情相同，反移情在我们的日程生活中也经常出现，并且在心理动力工作中也具有特殊的作用。对他人的投射和移情敏感，这个能力对每个人而言是不尽相同的，心理动力训练的某些部分就包括培养这个能力。然而，在心理动力工作中，我们对于这种敏感性的处理不同于社会情境中的处理。在社会情境中，对于一个身处痛苦的人，我们会采取一些行动去主动帮助对方，这样做是恰当的，可是在心理治疗中，一般是禁止根据感觉来采取行动的。如果我们这样做了，就会被视为见诸行动，并且可以看作我们不能涵容他人对我们的投射。有些时候，治疗师的见诸行动可以带来好结果，比如，当见诸行动将卡住治疗进展的东西移除的时候。然而，你仍然需要同你的内部和外部督导者一起，对此进行仔细和真诚的探索。见诸行动可能是一个有价值的信息资源，与在治疗工作里你潜意识中难以处理的一部分工作有关，但是，如果它们未经探查，也可能导致治疗违反伦理。

关于反移情的确切定义至今仍存在争议，一般来讲有两种可能：第一种指治疗师对来访者的移情，换句话说，来访者代表了治疗师内心世界中的某个人。第二种指以来访者的移情为出发点，反移情表征了治疗师对来访者移情的潜意识反应。事实上，这两种情况都会发生，并且同样重要。问题在于，是否应该把它们两个

潜藏于技术中的理论：
移情和反移情

都视为反移情？还是仅仅把后者视为真正的反移情？通常大多数治疗师坚持的立场是把反移情的概念限制在治疗师对来访者潜意识移情的反应上。然而，一部分作者认为把来访者的移情作为反移情的起始点的观点是有局限性的，因为从最开始接触的时候，治疗师和来访者双方的心灵就都参与到互动中来了，双方相互影响，每一方都带来了各自的移情性幻想（见 Berman，2000）。

相当多的争论集中在：是否反移情的概念和使用已经变得过于泛滥了，而且，是否已经逐渐成为掩饰糟糕的治疗工作的一个托词了。西格尔（Segal）认为，"反移情压力下的见诸行动被合理化了，而不是被当成一个理解来访者的线索"（1993: 20）。如何理解和使用反移情是区分不同的心理动力学理论流派的一个方面，有些时候这成为持续争议的热点。这是因为如何理解我们和来访者之间的关系触及作为治疗师我们是谁这个核心问题，也涉及支撑我们治疗的理论体系。这就是在训练期间，治疗师经常被建议去选择那些与他们的培训分析师理论立场相同的督导师接受督导的原因之一。否则不仅会导致困惑，而且当培训分析师和督导师对反移情的问题持有不同的理解时，治疗师会感觉没有被充分抱持。

有关概念及其相应技术的简史

不同的心理动力学流派对于精神痛苦的发展起源以及心理如何构造和发展存在着理论上的分歧，这导致了不同流派理解和应用移情和反移情的差异。各个流派争论的核心是关于心理上的困难主要缘于内在的、动力性的冲突还是缘于发展的缺陷？弗洛伊德和克莱因都提出了冲突理论，而温尼科特和科胡特则发展了缺陷理论。这只是对他们各自理论的粗略描述，但是却可帮助我们理解不同流派所发展出的治疗技术上的差异。此外，不同流派对于自我（ego）出现的时间，内在因素的作用，以及幻想在构建个体的内部关系世界的重要性上也存在着争议。

弗洛伊德

移情

19世纪末，弗洛伊德首次定义了移情，当时他正在思考与一位叫

潜藏于技术中的理论：
移情和反移情

安娜·欧的年轻女性有关的事情，她在弗洛伊德的合作者布洛伊尔（Breuer）那里接受精神分析治疗。在最开始，不管是布洛伊尔，还是随后的弗洛伊德，都根据自身的体验把移情视为一种尴尬的、具有潜在危险性的现象。后来，弗洛伊德开始把移情理解为一种对分析工作的阻抗形式，因此是来访者被压抑的潜意识内容的有价值的信息资源。一开始，他认为识别出移情的存在就足够了，他认为移情在被识别之后就会消失。但是随后他认识到移情需要被反复理解和"修通"。

弗洛伊德认为，对移情进行治疗性质的工作只可能发生在那些心理发展足够良好的来访者身上。这些人具有自我和自体感（sense of self），这就可以使他们将自己与其他人区分开来。这需要来访者达到俄狄浦斯期的发展水平。这个时期在 3 岁左右，此时儿童会将第三方（他的父亲）的概念整合进他的心理功能之中。他坚持认为处于前俄狄浦斯期或精神病性功能模式的病人是无法被分析的，因此也不能接受精神分析治疗。

弗洛伊德的心理发展理论不可避免地对于他如何理解移情以及采取何种解释方式产生影响。因为他认为精神分析的疗愈是通过洞察而获得的，所以他的诠释是相当认知层面的，并主要针对来访者的冲突和防御。他对负荷情感的交流或者治疗中的非言语部分关注极少，而这些部分常常会促进来访者的改变。

反移情

弗洛伊德最初认为，咨询师的角色就像是一面镜子，在这面镜子中来访者能够看到他们自己。这就意味着咨询师要维持一个非卷入的观察者（uninvolved observer）的功能，而不是参与到移情关系之中。或许我应该强调现在反移情已经不是这么被理解和使用的了，但是在那些非心理动力学派的治疗师看来，这仍然是具有讽刺意味的心理动力治疗场景。就像弗洛伊德最初将移情概念视为对分析工作的干扰一样，他对精神分析师身上存在反移情证据的第一反应，也是将其视为精神分析过程中的一个阻碍。他把反移情理解为心理分析师对于来访者的材料（尤其是对来访者的移情）的未经分析的阻抗。弗洛伊德认为反移情需要被控制，并且呼吁那些不能控制反移情的精神分析师寻求更深入的精神分析。尽管随后很多年，我们对反移情概念的定义有了深刻的变化，但是弗洛伊德对治疗师身上那些未被分析的部分的关注，我认为到现在还是适用的。我并不是推崇像弗洛伊德所说的那样去控制反移情，然而我们所有人都需要意识到，我们身上未被分析的阻抗会潜在地影响着我们的反移情。

克莱因和英国学派（The English School）

移情　　　　　　　　　　　克莱因对于早期客体关系重要性的研究对于我们理解移情有着深远的影响。她认为，新生儿从出生开始就与客体有了联结，这就需要一个初步的自我功能。因此克莱因对移情的理解与弗洛伊德有很大区别。她断定个体发展的早期阶段（表现为偏执—分裂位）可在移情中呈现出来，这样就可以被治疗师捕获和重新建构。这个关于移情的更宽广的概念影响了她认为可以进行分析治疗的人群。它为精神病性的人，以及那些功能水平介于神经症和精神病之间的人开辟了一条治疗之路。克莱因相信在来访者和治疗师的每一次互动中，无意识幻想总是活跃着，即使来访者处于内在最为和谐的状态的时候也是这样。这个信念对于她如何进行诠释产生了深远的影响，她认为所有的交流都可用于移情中的解释。她认为移情不仅是对过往的重复，她假定来访者将治疗师理解为自己无意识幻想中的客体，这改变了诠释的焦点，基于这些幻想，诠释的焦点从过去转换到了与治疗师"此时此地"的关系上。

克莱因的观点是：来访者将他的整个生活经验以及内部世界都转移到了治疗情境中，这样治疗师将从来访者的角度感受并理解他的世界。她把这种情境称为"完整情境（total situation）"，它包含了所有的情感、防御以及客体关系。这些客体关系存在于内部世界中的客体之间，也存在于自体和客体之间。从这个角度来讲，克莱因认为来访者的内部世界和外部世界一样真实和重要。这些对移情关系的理解让克莱因学派的治疗师在解释移情的时候更加自由，并且经常比其他流派中的治疗师能做的更多。但这也会招来一些指责，这些指责包括：克莱因学派的治疗师对来访者材料中非移情的方面缺乏足够的调谐。

克莱因对精神分析理论的另外一个重大贡献是：她认为我们所有人都有希望成长和发展以及不希望成长和发展的内在矛盾，她强调的正是这两种状态之间的内部冲突。用她的术语来讲，既有朝向整合的冲动，也有朝向去整合（disintegration）、崩解（falling apart）的冲动。去整合的本能冲动的概念，对克莱因学派的治疗师解释移情的方式具有一系列的影响，最主要的影响是理解和解释负性移情的方式。无意识攻击，以死亡本能或者去整合冲动的形式出现，克莱因学派对此的解释比其他的心理动力学模型要多得多。受到克莱因理论影响的治疗师，相较于其他心理动力学模型的从业者，倾向于在治疗关系中的更早期、更深入地去解释负性移情。他们认为通过这种方式，来访者体验到放松，那些敌意和破坏性的情感能够被识别出来并且进行处理，来访者因而也会相信治疗师能够涵容他具有攻击性的部分，这样就促进了治疗联盟。然而，这种做法导致了克莱因学派和其他流派治疗师在技术环节上产生分歧，其他流派的治疗师更倾向于在正性移情和稳定的治疗联盟建立之后，再去解释负性移情。

反移情

克莱因学派也是第一个将作为交流的移情和作为试图摆脱无法忍受的内在状态，并转移至他人身上的移情之间作出区分的流派。作为交流的移情指的是治疗师通过感受自身，体会来访者无法通过意识层面交流的内在状态。摆脱无法忍受的内在状态指的是投射性认同的过程，我将在第 10 章中进行更细致的描述。比昂（1962）从更为人际导向的角度来阐述投射性认同的概念，这成为克莱因学派用来理解反移情的基础。比昂将母亲 / 治疗师概念化为对其婴儿 / 来访者具有"涵容"的功能，这包括母亲吸纳婴儿的痛苦和敌对情绪，并将其消化或"解毒"，然后根据婴儿的发展水平，以婴儿能接受的形式将这些情感反馈回去。比昂认为当投射性认同在抑郁心位起作用时，它将成为共情的基础。然而，跟后来的西格尔一样，克莱因对反移情的价值是持怀疑态度的，她担心反移情既可以被用来掩饰自我，也可以被用来将糟糕的治疗合理化。

温尼科特和独立学派

移情　　　　　　　　　　对于那些问题起源于出生后数月的来访者来说，温尼科特对于如何定义及处理他们的移情问题也产生了深远的影响。温尼科特将这样的来访者描述为：由于早期不利环境（early environmental failure）而导致来访者处于一种"原始的情感发展"状态。所谓的早期不利环境是指这些来访者并没有在出生后的数月内得到足够的母性调谐。埃切戈延将这句话的意思简洁地表达为，"根据温尼科特的说法，并不是过去进入了现在（也不是现在复制了过去），而是现在明显而简单地转变成了过去"（1999:218）。这点成为了温尼科特和克莱因理论的主要分歧之一。温尼科特认为来访者当下与治疗师的关系被体验为好像它已经发生过了，换句话说，治疗师成为了来访者童年经历中没有存在过的一个客体。而克莱因则认为过去就好像成为了现在，所以过去的痛苦和幻想被体验时，好像它们正在发生一样。

温尼科特与克莱因在其他几个理论议题上也存在分歧：

●温尼科特坚持认为婴儿出生时没有自我。

●他不接受内在的攻击或内在的嫉妒的假说。

●他不认为冲突在生命的早期就存在。

温尼科特与同时代的费尔巴恩和巴林特一样，强调婴儿对照料者的真实体验在健康心理发展和病理心理发展过程中所扮演的角色。他把这定义为"环境"，是母性抱持的另一种术语表达，并且，"环境"应与成长中的婴儿的发展需要相调谐。温尼科特认为，在一个适当的促进性的环境中，婴儿的"内在潜能"将会得到表达，他将发展出真实自体。他强调"真实自体"只是一种潜能，只有通过恰当的体验才能被激发出来。关于非常早期的缺陷，即，环境不是促进性的，婴儿就会发展出虚假自体，来保护真实自体远离伤害。这不可避免地影响着如何理解和解释移情。特别是，无论对于诠释或是治疗过程，温尼科特都将阻抗理解为是缺陷导致的结果。他假定来访者并没有发展出足够的技巧灵活应对不同的问题，因此只能以一种固着的、适应不良的方式来处理和防御自身。

温尼科特对儿童发展过程的积极看法反映在他对治疗目标的观点中。目标之一就是促进来访者发展他的潜能。他假定每个儿童都有成长和发展的冲动，他对发展的乐观看法跟克莱因的观点不同，后者认为在儿童的身上，存在着希望成长和不希望成长的冲突。温尼科特同样假定冲突和攻击都是由环境决定的，这意味着冲突和攻击是因为母亲对婴儿发展的需求缺乏调谐所致。这一点同样将他和克莱因区分开来，后者认为攻击性是天生固有的。

这可以帮助我们理解温尼科特诠释来访者的负性移情的方式，这些来访者的心理功能水平停留在发展的早期阶段。他把来访者在治疗中的愤怒和阻抗看作是对早年不良环境的反应——换句话讲，从某些真实的情况来说，治疗师确实没有满足来访者，而来访者利用治疗师当下所犯的错误，向过去发生的某个养育失误发起抗议。根据埃切戈延的说法，这给予了"来访者第一次对适应环境的问题和适应困难感到愤怒，这些适应困难扰乱了他正常的发展过程"（1999：222）。这些困难应该同时从过去和现在两方面来进行理解。重要的是，治疗师要能对自己的错误承担责任。来访者在治疗中表达负性移情，表明他希望治疗师能够回应他的需要。

温尼科特是一个技术上的革新者。他拓展了与原始情感发展阶段受阻的来访者进行工作的方式，这些方式包括提供具象的体验（concrete experience）、允许来访者退行和修复缺陷，从而对来访者的内心需要进行工作。他假设，在治疗关系的特定设置下，来访者可以退行，真实自体的疗愈得以发生，虚假自体可以被放弃。他认为这种退行为自我服务，并且可以提供一种矫正性的情感体验。这包括让来访者回归到生命早期的依赖状态，而咨询师的角色是让这个回归的过程自然发生并且照顾来访者。治疗师会通过一些非言语的方式来满足来访者的发展需要，这种方式与母亲对孩子的照料方式相似。言语的诠释具有一定的地位，但并非处于核心位置。继温尼科特之后，很多作者都谈到了移情解释的重要性，这种移情的解释是"言语之外"的，它包括治疗师的所作所为以及存在的方式，这些方式本身成为一种解释，因而具有疗愈的效果。举个例子，贝克（Baker，1993）描述了他如何渡过了来访者的言语攻击的难关并且继续以一个有功能的客体存在，他的来访者体会到了这种矫正性的体验，这对他以后的康复至关重要。

反移情

温尼科特是精神分析独立学派的主要思想者之一。这个流派的理论家们，包括巴林特（Balint，1968）和利特尔（Little，1986）等，为我们理解反移情作出了突出的贡献。海曼（Heimann，1950）在其里程碑式的论文中，将反移情定义为分析师与病人交流时的情感反应，这给治疗师理解来访者的潜意识交流信息提供了一种方式。然而，这并不是说治疗师可以根据这些情感反应直接采取行为，而是说，治疗师需要去体会自己的情感，并且用它们来更好地理解来访者。海曼（1956）后来又提到，对于治疗师来说，最主

潜藏于技术中的理论：
移情和反移情

要的问题是："谁正在对谁说话？说了什么以及为什么现在说这些？"

所有上述治疗师都与那些经历过早期创伤、又在治疗中重新体验创伤的来访者工作过。在治疗中，来访者退行，并且体验前语言阶段的存在状态。在这些时刻，治疗师会感到反移情成为识别来访者内心脆弱性的主要向导。打个比方，利特尔（1986）描述了突然感到要给退行的患者盖上毛毯的强烈冲动。虽然她没有按照这种强烈的情感采取行动，但她使用了对这种想要这样做的愿望的理解。在之后的治疗中，她解释了来访者对被治疗师抱持的需求，来访者舒了口气，接受了这个解释。

温尼科特的反移情概念非常宽广，包括了治疗师自身未解决的冲突，其人格和经历，还有她的理性的、客观的反应。他对精神分析理论的众多原创的贡献之一，就包括对反移情的理解，他认为就像有些时候正常的母亲会讨厌她们的婴儿一样，治疗师也会憎恶来访者身上病态的部分。在《反移情中的憎恨》（1975）一文中，温尼科特认为，只有当治疗师能客观地恨着来访者，来访者才可能去容忍对治疗师的恨。有趣的是，正如埃切戈延所提到的，"如果治疗师一直无法向来访者表达对他的病态部分所感到的厌恶，那么这个分析治疗永远都不完整。只有当这个诠释得以阐述以后，来访者才会停止表现得像一个小孩"（1999：301）。

科胡特

接下来我将总结一下美国著名精神分析家海因茨·科胡特所做的工作。他的理论源于美国心理治疗中的自体心理学流派，并且与温尼科特、费尔贝恩这些人的理论有很多共通之处。就像温尼科特的理论一样，科胡特的理论是关于缺陷而不是冲突的理论，他也强调退行对于那些没有发展出自体感的来访者的重要性（见Mollon, 2012）。

科胡特认为，养育婴儿需要共情和及时回应的人类环境，与他人的联结对婴儿的心理存活至关重要。他认为婴儿的自我是虚弱的，缺乏结构的，当与其重要客体隔离开来就会失去功能。客体提供给婴儿必需的心理结构以生存下来。科胡特把这些客体称作"自体—客体"，认为它们是与自体未分化开来的。如果随后发展顺利的话，个人自身的心理结构逐渐接管自—客体的功能而独立起来。然而，如果缺乏足够的共情性调谐，将会导致个体持续地依赖外部自体—客体向其提供生存必需的心理结构。这会导致个体对客体的过度依赖和一种担心被治疗师抛弃的、充满了恐惧的移情。

科胡特在治疗技术上作出了很多贡献。首先，他认为移情是自发地构建的，治疗师必须既不鼓励也不妨碍它的出现。这让他区别于经典弗洛伊德流派和克莱因流派。这两个流派都积极地鼓励在治疗中发展移情。他也促使了治疗重点的转变，让重点从言语的诠释转变为治疗师向来访者提供其在早年关系中缺失的至关重要的成长体验。他通过共情性的调谐达到这一目标。他也强调治疗师需要练习让自己非权威化（non-authoritarian）和非客体化（non-objectifying），并且认为治疗师非客观化的治疗方式对待来访者是具有创伤性的影响的。

主体间性和关系理论

在 20 世纪后期，后现代主义和社会建构主义的风潮席卷了心理动力学界，就如同它们对所有其他哲学、理论的学科的影响一样。对心理动力学理论的影响之一就是对主体间性（intersubjectivity）概念不断增长的兴趣。主体间性指的是心灵之间相互影响的方式。基于经典的研究范式，发展心理学研究者对于主体间性的理论作出了贡献，他们揭示了父母的精神状态如何影响了成长中的婴儿。关于治疗师和来访者的心灵如何交汇，如何互相影响的理论影响了现在的理论模型，也促进了新的理论发展。

其中一个新理论是关于共同构建治疗空间（therapeutic space）的理论。移情—反移情矩阵（transference-countertransference matrix）既受到治疗配对（therapeutic couple）中双方的影响，也对双方具有特定的影响，这一观念本身并没有新颖之处。然而，关系理论家特别强调这一矩阵的范式转变（paradigm shift）。因为当来访者与治疗师努力将他们的意识与潜意识心灵带到治疗中来时，治疗空间就被来访者与治疗师共同占据了。关系治疗师认为，企图将移情、反移情分开的做法显得人为刻意了。关系治疗师，如贝尔曼（2000）认为：移情与反移情不仅相互塑造，而且，实际上也是一个完整的循环过程的一部分。共同构建空间（co-constructed space）的观念在一定程度上帮助我们理解，为什么那些具有第二次或者第三次治疗经历的来访者会报告说具有相当不同的经历，并在治疗中提及不同的议题。我们可以将这理解为，来访者对不同的治疗师打开的心理空间是不一样的。

关系治疗师去掉了她作为"专家"的角色，相反，像她的来访者一样，她被构建成为一个有缺点的诠释的工具，她个人的心理世界影响了治疗空间打开的方式。治疗师的任务就是作为一名参与性的观察者（participant-observer），既要关心来访者如何将她吸引入人际互动中，也要同时发展出觉察力来观察自己在这个过程的参与状况。强调治疗师在与来访者潜意识互动中的贡献，使关系理论比其他心理模型走得更远，并对治疗技术产生了影响。关系治疗师更可能运用自我暴露作为一种治疗技术，比如说，承认双方潜意识的体验。他们也更多强调"真实"关系。从而，对来访者来说，不仅是了解到他存在于治疗师的心里（比如温尼科特的理论），而且，他还知道和理解治疗师的心理，这一点是非常重要的。关系治疗师使用一种他们称作"唤起的诠释"（evocative interpretation）技术，包括那些被设计好的，可建立信任和创造情感体验的言语和行为。来访者对这些新的体验的探索被认为是带来其改变的一个重要的有效成分。这种方法同样强调对来访者早年生活经历的重构，这帮助来访者把自己放入其生活背景下看待。就像温尼科特和费尔贝恩的发展理论一样，关系治疗师较少关注对攻击的诠释，他们把攻击看作关系破坏的结果而不是天生固有的部分。

对于许多治疗师来说，共同构建关系的 让我们面临着自身客观性的限制，并要 学治疗方法更大程度的不确定性。这一 对：在治疗室中，治疗师的潜意识过程 被来访者影响。这对许多治疗师来说并

关于实践

如此丰富的治疗模型让我们感到困惑，尤其是，这些模型是建立在一些在根本上不同的、互不相容的前提和基础之上的。基于这个原因，我认为是时候去记住：治疗师的一项重要胜任能力是：能够使用理论来指导和反思实践，而不是被理论束缚、照本宣科。我们需要解决的是理论如何适应来访者，而不是试图将来访者限定到某种与理论相一致的位置上。如萨夫兰和穆兰（Safran & Muran）所说，"理论能给治疗师提供指导，但治疗师真正的任务是在不断变化的临床情境中展开对话，从而，理论得以在一个不

断发展的基础上被检验、充实和修正"（2000：72-73）。我发现我自己的治疗理论主要来自依恋理论和心理动力学理论中的精神分析流派，但有时为了理解我的来访者，我也会使用其他理论。如果我们不这样做，或者盲目推崇和运用某种理论，可能会否认掉对来访者有帮助的理解。例如，治疗师在第一次会谈中忽略来访者的敌意，是因为如果在治疗早期就解释来访者的攻击性会被视为"克莱因派"的风格，但是，这样做（指忽略来访者的敌意）可能否认了来访者在治疗初期需要一个保证——治疗师已经准备好看到其敌意，也准备好对这一敌意进行工作。

然而，对什么能带来心理改变的问题，我发现某些理论比其他理论更具有说服力。我更可能通过某种系统性的理论而非其他理论去理解我的来访者。我认为，承认我们选择理论时带有主观成分是很重要的，而且这个主观性也影响着我们与理论的关系。我们同样需要意识到，当我们评价心理动力学理论的时候，我们会高度受个人因素的影响，当我们感到某种理论好像在攻击我们的自我的核心时，就会对该理论不认同。这会使支持不同理论立场的人之间的交流变得很困难，也会强化不同流派的心理动力学治疗师质疑其他流派的有效性这一倾向，并且"让他们相互指着对方说'**我们**做的是精神分析，而你们做的不是'"（Luepnitz, 2012:16，"我们"二字在原文中即被强调）。

围绕着"诠释"这个议题，不同流派之间的交流非常容易被破坏。部分原因是，诠释在我们的工作中被认为是有效的成分，就像任

潜藏于技术中的理论：
移情和反移情

何"药物"一样，它既有破坏也有修复的功能。我们都会担心自己可能会伤害到来访者，我们也会将这些焦虑投射到别人身上，投射到那些对什么起疗愈作用这一问题与我们持有不同观点的人身上。目前我们对治疗师的母性和父性功能模式赋予不同的价值，这样，部分焦虑就得到了表达和释放。发展流派强调母性模式，强调治疗发生的环境和氛围。父性模式更多与冲突有关，更多强调言语的解释和洞察力的价值。对这些焦虑不适的防御方式之一，就是退回到一种确信无疑和僵化的位置中，信奉某一种"正确"的方法可以完全理解心理如何运作，以及可以完全理解和解释移情和反移情。然而，我认为这样做会导致治疗师丧失了从不同流派的角度全方位理解来访者的机会。

近年来，有人试图找到不同流派之间的共性和共同感兴趣的话题，并认识到，承认理解人类有不同的核心信念的重要性，这些核心信念将不同的理论联系在一起。根据沃勒斯坦（Wallerstein，1992）的观察，尽管流派之间有显著的理论差异，但治疗师在临床工作的方式上却有很多共同点。他认为，虽然不同理论取向的治疗师在诠释方式上有所不同，但他们都在作诠释，这个事实就很重要。他举例说明了三个治疗师是如何以不同的方式来解释来访者对治疗师计划外取消治疗的不满，并指出他们的共同点是，他们都很认真地对待来访者对中断治疗的抗议。他提出，正是治疗师认真对待来访者这一行为带来了改变，或者，用技术的术语来说，带来了"突变"（mutative）。

拓展阅读　　Casement, A.(2001) *Jung and Analytical psychology*. London: SAGE.

Symington, N.(1986) *The Analytic Experience: Lectures from the Tavistock*. London: Free Association.

潜藏于技术中的理论：
移情和反移情

诠释的类型

8

在心理动力学治疗中，诠释是主要的干预方式。以适时的、来访者可以接受的方式正确诠释的能力，是我们在训练中追求的核心胜任能力。诠释的主要功能是创造联结。联结可以是在思想、情感和行动之间的联结，也可以是在过去和现在之间的联结，一个事件与另一个事件之间的联结。其目的是加深治疗关系，帮助来访者置身于他自己的世界里，理解他的过去，懂得他自己。在其他治疗模型中，治疗师使用诠释将会谈材料的意识层面进行联结。与其他模型不同，我们也会使用诠释将动力性的潜意识之间进行联结，并且将其变成可以意识到的过程。

我想强调的是，一个诠释只是一个假设，它不是事实，而是一种以不同的视角理解事物的方式。你的来访者可能接受，也可能拒绝你的假设。治疗师给出一个诠释，就是在向来访者发出邀请，邀请他以与当前的觉知方式不同的方式来思考事情。因此，相对于理性地判断对或错，它或多或少地可以帮助来访者。当

诠释的类型

然，你创造了一个事实，无论他接受还是拒绝这个诠释，都引发了你和来访者之间的一系列连锁事件。这就像在池塘里扔进一块石头，一旦扔下去，就不可避免地会产生涟漪。

重要的是，我们不要变得太过于坚信我们所给出的诠释，而要对它的正确性或有用性保持开放的立场。如果你一旦发现自己在来访者面前坚持认为自己的诠释是正确的，那么你需要注意，这可能是一个警告信号，即，你可能变得太过于依赖自己的观点了，或者你的立场太僵化了。这也可能意味着，通过诠释的工作，你们（治疗师和来访者）之间的关系正在产生着问题。

在进一步阐述之前，我想先提醒一下。诠释的艺术性和科学性已经被说得很多了，这章的目的主要是概述我们在诠释时是在做什么。然而，诠释是一个微妙且复杂的过程，本章只能走马观花，我的目的是给你一个框架，在这个框架里，你可以开始理解在诠释时我们做了什么以及为什么这样做。

诠释的理由

心理动力性的诠释是一种行为，其目的是尝试给来访者制造特定的影响，从而导致其改变。对于是否诠释，什么时候诠释，诠释什么以及如何诠释，你需要作出选择。要作出这个决定，你需要思考为什么要诠释，这对作决定有所帮助。

●诠释作为你对来访者感兴趣的表现，会让来访者感觉到自己的体验被高度确认了。也许这听起来很普通，但许多来访者并不把它视为理所当然的事情，而且很难相信另外一个人会对他们真正感兴趣。这种诠释在治疗早期尤为重要，这个时期你需要努力深化治疗关系，建立治疗联盟。然而，对某些来访者来说，这种诠释的重要性将贯穿整个治疗。

●贯穿于整个治疗过程中，诠释——作为被人思考着的体验——是非常重要的。治疗师以一种展示出来访者是有心灵世界的认识方式，来访者被另外一个善意的他人思考着，这种思考方式呈现出把来访者视为有心灵世界的人，这样的体验，对于很多来访者来说都是不足够的。来访者被当成一个有思想、情感和需要的人

诠释的类型

来理解,这对他的情感发展是强有力的刺激。将来访者看成是有心灵的人,也能够提高其自我反省能力。

●诠释给来访者的交流赋予意义,这种意义可以促进双方的共同理解,这在治疗初期显得尤为重要。一些来访者需要更长的时间才能体验到被理解,然后才能忍耐并参与到理解自己的过程中来(Steiner,1993)。在来访者能够思考他们对别人的影响,或者是反省他们自己的心理活动之前,他们需要一段长期被他人理解的体验。

●诠释作为来访者的理解范围的扩展,它引领来访者超越目前的觉察水平,到达一些新的地方。重要的是,从他当前的水平到诠释所能带他达到的水平之间的增量是可以联结起来的。如果这个增量过大,来访者将无法理解。随着你对来访者的了解越来越多,就会在治疗中的不同时刻对他所能处理的增量值越来越有感觉。一般来说,给来访者提供两个或更多"组块"(chunks)的诠释会是不错的治疗方法。如果你这样做,来访者就有机会自己去建立最后的联结,这会增强他在建立联结方面的能力和信心。但如果你总是这样做,你就很可能会让来访者感到他无法为自己思考,也会降低他在开放性思考方面对自己能力的自信。

●诠释作为整合的一种协助手段,可以促进自我功能的发展。通过将来访者的感觉、想法和行为连接起来,并对其交流赋予意义,诠释扩展了来访者对自己和所处世界的认识。当你对来访者的过去进行联结时,你使来访者创造一种围绕他生活的叙事,这能帮助他理解自己来自哪里,以及他在这个世界上的位置。诠释还可以用于加深你与来访者之间的情感关系。神经精神分析学家将这种联结描述为右脑对右脑活动（right brain to right brain activity）的结果。这类似于当母亲和婴儿之间出现同步（shychronous）时的情况。肖尔（1994）和西格尔（1999）提议右脑对右脑活动会产生激素，从而刺激大脑中新的神经元生长，这是心理变化的生理基础。

●诠释作为与感觉进行工作的一种方法，对来访者来说可能是强有力的体验，他们之前没有接近自己的情感的途径。诠释可以帮助来访者进入被隔绝的情感，也能确认他所觉察到的感觉。同时，诠释还可以帮助来访者对强烈的、具有淹没性的、威胁性的情感建立理解性的屏障。当你的来访者非常痛苦之时，一个恰当的诠释就可以作为容器抱持这些情绪，也可以帮助来访者应对一些处境，否则这些处境是难以忍受的。

●诠释可以在来访者封闭的内心世界中打开一个缺口，促使他接触到外部世界和现实。费尔贝恩（Fairbain，1958）描述了受到严重伤害的来访者如何维持一个封闭的内心世界，来防止外部世界的侵入。诠释是我们可以在这种封闭系统中逐渐打开缺口的一种方式。

心理结构的诠释

在你进行诠释前，考虑这个诠释针对的是来访者的哪个功能区域是很重要的。你可以针对以下方面进行诠释：

● 移情关系，将会谈中的材料和治疗关系进行联结；

● 他的防御系统，以及他保护自己不受心理痛苦的方式，包括他在治疗过程中的阻抗；

● 来访者的心理结构。

我将会在第9章中讨论移情的解释，在第10章讨论对防御的工作。

冲突诠释（Conflict interpretations）

强调冲突的诠释假设来访者的自我功能已经存在，这个自我可以在外部现实和超我或本我之间进行调节。冲突取向的诠释与治疗师身上更积极的、父性的功能模式有关联。

> 在威廉转诊到我这儿之前，他感到抑郁已经有一年左右了。他试图看到每个人最好的一面，如果他批评任何人，他就觉得自己很糟糕并且会惩罚自己。他惩罚的方式就是告诉自己是残酷和冷漠的，就像他讨厌的父亲一样。
>
> 治疗开始不久后，威廉与朱迪建立了一段关系，随后的三个月他们在一起的时间越来越多。然而，随着他们关系的进展，他因为对方批评他而感到越来越低落。无论他多么努力，他发现自己总因为这个或那个错误被朱迪指责。有一天，威廉说他去接朱迪约会时迟到了，因为车子轮胎瘪了。见面后朱迪对他说："我等了你一个小

时，你都不在乎我在这里等你。"他不停地道歉并且试

图补偿她。在这次治疗中，他指责自己不够在乎对方；

他应该按时到，他应该预见到意外会出现。

我诠释的第一部分可能是直接指向威廉的超我，即，评论他由于迟到而对自己特别苛刻，好像他本应该知道轮胎会瘪一样。我的目的是挑战他的全能感，让他看到另一种可能性（即，他是否该为轮胎瘪了而自责）以及缓解超我的严苛。然后我可能会作出一个诠释，旨在让他识别出与现实接触的自我。我可能会说，我想，朱迪没有意识到他并不是有意迟到，对此他是否很难对朱迪感到厌烦或生气。这个解释给来访者信号，即，我能够察觉到他的真实品质，就像他自己也能觉察到一样。然后我可能会强调他的超我和自我之间的冲突，他的超我责怪他迟到，而且，如果他对朱迪表达任何不满就会受到惩罚；而他的自我能够意识到如果没有一个正当理由，他是不会迟到的。然后我会说，他看起来陷入两难境地，一方面他认为自己是尊重别人并且努力准时的人；另一方面他认为自己是不够细心，没有做好万全之策的人，同时如果他指责朱迪对他的攻击，他就变成了一个坏人。

对冲突进行诠释的目的：首先是帮助来访者揭示内在冲突；其次是通过探索与冲突有关的情感、想法和行为而解决冲突。冲突取向的假设（conflict-oriented hypothesis）主要通过言语诠释传递给来访者，其形式包括解释过去、现在和冲突中的移情现象。

缺陷取向的诠释
（Deficit interpretations）

缺陷取向的诠释常与更为被动的、母性的功能模式相联系。如果来访者的困难起源于缺陷，你将以此作为治疗的起点，诠释的主要目的是增强自我功能或自体感。这时诠释是为了加固脆弱的自我功能，这与假设已经存在功能性的自我所作的诠释是不同的。缺陷取向的诠释，其主要目的不是获得洞察，而是给来访者提供一种促进其成长和整合的情感体验。因此，其焦点主要是共情调谐和管理退行，以及加深你们之间的关系联结。你寻求增强你们之间的情感共鸣，而不是提供理解本身。因而，理解被看成是自我功能成长的结果，而不是对自我的要求。

回到威廉的例子上，如果是作一个缺陷取向的诠释，我会共情他如何感到被误解；或者他试图满足朱迪却无法做到时感到多么无助，或者他因朱迪的不理解而感到生气时是多么害怕。在那个时刻，我干预的目标方向是抱持和涵容他的痛苦，而不是试图去理解这个过程。

实际上，大多数治疗师会在工作中混合使用这两种模式，但对于不同的来访者，在治疗的不同阶段，会优先使用其中一种模式。

言语诠释

言语诠释（verbal interpretations）的目的是：

●将无意识中的材料带到意识的觉察中——这些材料通常就位于前意识中。理论上，当针对潜意识材料的阻抗逐渐减弱，这些材料就能越接近意识层面。通常来访者已经在前意识层面觉察到这个联结了，所以当他通过诠释意识到这些联结时，就能够把它们识别出来。一般来说，对来访者的深层无意识进行诠释并没有帮助。它们不太可能引起来访者的共鸣，他也可能会觉得这些解释难以理解；事实上，它们可能导致来访者的顺从或敌意。

●帮助来访者识别并克服在治疗中的特定阻抗。例如，维姬帮助汤姆理解到汤姆的迟到与其对治疗的矛盾感受有关系。但在使用这种诠释时，需要有显著的治疗策略，因为对这些议题的探索可能会让来访者产生羞耻感。

●促进来访者与当时最突出的情感进行工作。例如，如果你的来访者既绝望又愤怒，而你确定愤怒更强烈，那么你应该将诠释的焦点放在愤怒上。

诠释的分类有很多不同的方法，但通常是根据两个维度来进行划分的。第一个维度是区分移情外（extra-transference）诠释和基于移情（transference-based）的诠释。第二个维度是区分对过去的诠释和对现在的诠释。然而，当我们从一个维度进行诠释时，应该注意到还有另一个维度的存在，以及它们之间的关联。例如，如果你作出一个移情外的诠释，你总是需要意识到你所识别的这个议题如何在你与来访者的关系当中呈现。当你对现在作出了一个诠释时，你也需要记住过去。诠释什么，什么时候诠释，以及

诠释的类型

如何诠释是由来访者的需要和他当时处理信息的能力，以及你的治疗取向所共同决定的。然而，考虑到不同诠释类型的目的不同，我将它们视为相互独立的存在。但需要说明的是，实际上它们无法真正被分割开来。

移情外诠释（Extra-Transference interpretations）

曾经，移情外诠释仅仅被认为是给"真正的事情"（指移情）的诠释作准备。而如今，人们认为，在来访者将治疗师内化为一个新客体的过程中，所有的诠释都很重要。移情外诠释指的是对移情关系之外的部分为来访者建立联结。它通常是在来访者过去的生活经历，或者过去和现在的外部关系之间建立联结。

对于某些来访者来说，移情外诠释是使来访者能够探索当下移情议题的一种方式，这是因为，这些移情议题如果直接加以解释，可能对来访者太具威胁性。特别是对那些在早年经历中被照料者造成巨大创伤的来访者，你很可能会使用移情外诠释作为一种替代方式来处理移情的问题。这是因为来访者可能无法忍受移情诠释所带来的情感冲击，他们可能在治疗中将此体验为真实的创伤再现。严重创伤的来访者很可能仅从字面上理解移情诠释，可能无法保有他们身上"好像"（as if）的那部分。尽管这类来访者最终有可能承受对移情的工作，但他们仍需要有能力去忍受伴随诠释的强烈情感，这就需要增强他们的自我功能。有时候这是不可能的，并且大多数的工作都只能在移情之外进行。然而，正如斯图尔特

（Stewart，1992）指出的，当关于另外某个人的移情带来了洞察和重要的改变之时，在移情之外还是能做一些有用的工作的。受发展理论和缺陷概念影响的治疗师特别重视移情外诠释可能创造的机会，尤其是可以表现治疗师对来访者持久的兴趣和关心的机会。

历史诠释（Historical interpretations）

历史诠释，也称为起源诠释（genetic interpretations）或重构诠释（reconstructive interpretations），旨在帮助来访者理解他过去的历史。这种诠释的目标是促进来访者以一种更现实和有帮助的方式将其置于自己的历史中，并从自己的生活背景中来看待自己。讲述自己故事的叙事能力和自我力量之间有一种关联。通过作出重构诠释，你参与到来访者思考自己的过程中，这可以作为一种整合的力量，也可以帮助来访者增强其自我功能。尤其是与自我脆弱的来访者进行非密集治疗时，这样的诠释可能尤为有价值，这是因为他们可能无法处理移情的张力。

当来访者讲述其历史故事时，我们需要意识到，有两种力量会阻碍来访者讲述完全真实的故事。第一种力量是记忆本身并不是所发生过的事情的完全精确的呈现，它是被重构了的。这并不表示你的来访者有意说谎，而是意味着，随着时间的过去，记忆的痕迹退化，所以我们提取的记忆是不完整的。如果没有认识到这一点，我们就会根据自己的期望来填补记忆中不完整的部分。当然我们记住的内容确实包含了很重要的事实，记忆大部分都是准确

诠释的类型

的，只是并非完全准确。

童年期记忆尤其容易失真。在童年早期，幻想和现实之间的分界线比成年期要模糊很多，因此内部现实可能会占据主导地位。这意味着早期记忆尤其容易被扭曲，并受我们内部客体关系的性质所影响。

> 哈里特总是跟我说她妈妈从未把她当小孩那样拥抱过，并以此来证明她妈妈没有爱过她。在治疗期间，哈里特的一位婶婶来探望她。当哈里特还很小的时候，这位婶婶曾在她家生活过一段时间，之后搬去了南非。哈里特利用这次机发现了自己的童年真相。婶婶告诉哈里特，她的妈妈过去经常尝试拥抱她，但总是会被她推开，这让哈里特很吃惊。婶婶说哈里特的妈妈因此大受打击。婶婶回忆说自哈里特 1 岁时妹妹出生后，她就从一个愿意拥抱的和有回应的婴儿变成了拒绝她妈妈的婴儿。

所以，哈里特既是对的也是错的。她的记忆讲述了与母亲关系的一个重要事实——在其妹妹出生的那段时间，妈妈是没有能力像以前一样拥抱她的。然而，哈里特将她对妈妈的拒绝投射给了妈妈，这反过来使得她扭曲了妈妈无法与她亲密的原因。

针对当下的诠释（Current interpretations）

为什么要从来访者的角度对他的痛苦给予适当的关注？这个问题有很多原因可以解释。首先，治疗师帮助来访者应对他目前关心的问题，这是与其心理状态调谐的一部分，这本身就具有治疗意义。第二，帮助来访者理解目前生活中发生的事情，可以促进整合并巩固自我功能。你可能准确地评估出，他现在面临的痛苦是过去伤痛的重现，还是与移情明显相关。然而，如果他对目前处境感到非常痛苦，治疗师试图将焦点从目前的痛苦上转移就可能导致调谐失败。如果治疗师忽略来访者当前的痛苦，来访者就可能认为这是以治疗师为中心而非以来访者为中心的诠释，那么治疗联盟将被破坏。

注意事项和提醒

你倾向于使用某种诠释类型的程度取决于以下因素，比如你的理论取向，你的来访者当前的焦虑水平、他目前的功能水平以及治疗所处的阶段。例如，如果来访者移情的情感强烈到其自我将被淹没的程度，那么采取移情外诠释可能有效。通过将现在的事件与来访者的历史相联结，一个适当的起源诠释可以逐步降低移情的强度，这就使得治疗可以继续下去。

我们同样需要意识到我们可能会防御性地使用诠释。如果一个强烈的移情让我们感到不舒服，我们可能会使用移情外诠释来减轻移情关系的压力。这种做法可能只是为了缓解我们自己的不适，而不是因为来访者需要我们这样做。同样，我们诠释移情可能是因为来访者早年创伤带来的痛苦或现在的痛苦情境让我们难以忍受，因为这些痛苦触及了我们自己生活或历史中没有解决的某些问题。比昂（1963）提出这样的观点：治疗师作出的诠释经常是为了否认焦虑，这种焦虑源于他们事实上在一种未知和不确定的情况下工作，会因此感到危险。特别是对于没有经验的治疗师，这类情况更加明显。即使有经验的治疗师也会通过诠释来应对因治疗引起的自身焦虑。这种做法可以骗我们自己，认为我们在给本来就不确定的治疗情境带来了确定性。

克劳伯（Klauber，1986）让我们注意到这样一个事实，即我们如此关注诠释的内容而忽视了诠释的意义存在于来访者和治疗师之间复杂的相互移情关系中。这一点非常重要。在那个时刻，我们以某种方式诠释，这种方式刚好超越来访者当下的状态，这就会向他传递一个信息，即我们在密切地关注他，这本身就具有疗愈和整合的作用。由此也引入了我想强调的另外一种诠释类型，也就是非言语的诠释。

非言语解释（NON-VERBAL INTERPRETATIONS）

传统上认为诠释是一种言语活动，但近些年学者们开始关注治疗工作中的非言语方面（Hurry, 1998; Tyndale，1999）。这就涉及要创造一种环境，在这个环境中我们所做的事情能够被体验为一种诠释，并带给来访者一种矫正性的情感体验（corrective emotional experience），从而将我们体验为一个新的客体。非言语诠释与强调缺陷是精神痛苦的主要原因的理论模型尤其相关。尽管有的时候，非言语诠释被认为是"反移情活化"（countertransference enactment）因而被忽视，但这些时刻却可能是带来改变的关键点，尤其是当来访者不能利用言语化的移情解释的时候。例如，杰拉德（Gerrard，2007）描述他给来访者一条毛巾，这个来访者因一场意料之外的大雨而被淋湿了，结果这个来访者感受到了母亲般的关怀和温暖的关照，但在此之前她总是认为杰拉德无法忍受她。

贝克（Baker，1993）探讨了治疗师在来访者的敌意和愤怒中存活下来的行为，认为这本身就是一种移情的交流，这个行为促进来访者将治疗师体验为一个能存活下来的新客体。这些并不一定需要言语诠释，但它让来访者持续感受到我们稳定地存在于这里，并耐心地、持之以恒地与他一起工作。

> 卢卡斯今年35岁，他的童年有很多时光都是在福利机构和寄养家庭之间穿梭度过的。最终，他在10岁时被人收养。尽管他的养父母非常关心他，但他却从来不确信他是安全的，也不相信自己不会被再次送走。他来治疗是因为他难以控制自己的愤怒，尤其是在亲密关系中的情绪。尽管最初他对我非常小心，但一旦适应了治疗，他就发展出非常强烈的负移情，这使我们俩都很痛苦。他不停地流露愤怒。有时，我在治疗中让他失望，

他的愤怒就会变得异常强烈。他坚信我不关心他，认为只要有可能我就会摆脱他。这种强烈的信念意味着，一旦我应门稍微晚了一点点，对他来说就表明我会单方面终止治疗。有一次，我需要更改他的治疗时间。我并没有经常这么做，反倒是我一直很努力地避免影响他的治疗，但由于实在找不到其他合适的时间，我给他安排了一个晚上的治疗。卢卡斯知道这不是我日常工作的时间。他一到咨询室就说："你知道吗？这是我第一次不担心你会不来，我知道你总是会在那里，我意识到一直以来你都在那儿，而我之前却不知道。"卢卡斯是在告诉我，我已经不仅仅是一个不总在那儿的移情客体，而是一个总在那儿的新客体。

来访者反复体验到某个人以不同于其早期体验的方式与其互动，这会纠正来访者的既往体验，一段时间后，会使他的程序性记忆开始新的学习。这正是他将你体验为新客体，将治疗的细致工作体验为矫正性情感体验的基础。

拓展阅读　Johnson, S. and Ruszczynski, S.(eds)(1999) *Psychoanalytic Psychotherapy in the Independent Tradition*. London : Karnac.

诠释移情和
反移情

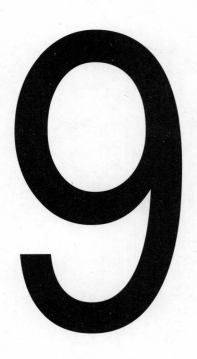

移情诠释长期以来都被看作心理动力治疗的"黄金标准（gold standard）"以及改变的基础；它成了心理动力学技术的奠基石和心理动力学工作者的一项核心胜任力。

因为潜意识并没有时间的概念，因而，当我们进行移情诠释的时候，我们是在当下解释过去。我们既不只是诠释过去，也不只是诠释现在。移情诠释的力量在于来访者看到他的内在现实是如何在当下正在发生的关系中呈现出来的。这又被这一事实进一步强化：作为治疗师，你是他内在生活中的一个重要的人，因而他与你的互动是与强烈的情感相关联的。如果你成功地帮助来访者看到、体验到在与你的关系中不同的自己，那么你在他内在世界的位置就被改变了。移情诠释的首要目标是帮助来访者在其内部世界和外部现实之间进行联结，从而打破费尔贝恩（Fairbain，1958）和伍兹（Woods，2003）所描述的封闭系统。这个首要目标包括两个成分：首先是帮助来访者意识到他所感觉到的人或事与这些人或事的实际情况之间的差别；其次是帮助修正来访者内部的坏客体，从而有助于他减少被迫害的感觉。

为在移情中进行工作准备好你自己

现在我想详细谈谈如何准备好你自己，以便接受来访者的移情交流。这些准备建立在前面所有章节讨论过的内容基础之上，包括：

●创设一个环境以便开展心理动力工作；

●创设你的分析性态度，以帮助来访者自由联想；

●创设你的内部空间，以便接收并加工来访者的无意识交流。

除了以上这些技能，有能力看到并对移情进行工作还需要别的东西。你需要深入认识自己作为治疗师的权力，以及自己在来访者内在生活中的重要地位。你还需要同时接受来访者对你爱恨交织的感觉，而你同时又不会产生自己非常重要的感觉。

很多时候，当人们写到诠释移情的时候，会理所当然地认为：作为咨询师，我们不仅知道我们对来访者多么重要，而且对此感觉很舒服。对此我不是很确信。我与同事进行的讨论、我自己作为一个成长中的治疗师的体验，以及督导和培训他人的经验，这些都揭示出：在与来访者的关系中，要接受自己的权力和重要性，对此治疗师内心其实是存在挣扎的。我们把自己作为移情客体提

　　　　　　　　诠释移情和反移情

供给来访者，这既是一个很大的特权，也是一项巨大的责任。这需要一种特殊形式的训练，这种训练要求很高，而且能够挑战到我们的自我认识的根源。尽管很少公开讨论，但这也是大多数治疗师都存在矛盾情绪的地方。这并不奇怪，因为治疗师以这种方式被来访者需要，这就需要我们接受特殊的训练（a particular discipline），例如，分析性的节制（analytic abstinence）要求我们不要像在其他关系中那样回绝来访者对我们的指责或定位。这也会对我们在咨询室以外的生活产生直接影响，例如，需要谨慎地而不是自如地安排假期和休息时间。这也意味着，我们要真正地把来访者对我们的需要纳入考虑的范围。我非常怀疑我们在识别来访者交流中的移情方面的一些失败是一种防御：如果我们真正认识到他们有多么需要我们或者憎恨我们，以及真正认识到在与他们的关系中我们可能拥有的权力，可能会引起我们的一些内在感觉，而我们防御了这些感觉。

在对汤姆的治疗第三次中断的时候，维姬享受着假期中的自发性，以及不用在关系中节制自己的好感觉。回来工作的时候，维姬不想承认，自己对每周不得不为汤姆治疗是有怨恨的。她开始忽略那些本来可以在移情中被理解的材料，并指责自己先前过于高估了自己对他的重要性。在督导中，凯特指出维姬对移情材料的忽略。一开始维姬坚持自己的观点，她不觉得所讨论的材料与移情有关。然后凯特说道："还有一件事我们没有讨论到：

从休假中回过神来、重新披上移情的斗篷有多么困难。这不仅仅是在度假之后回到工作中来这么简单，这是允许我们自己被来访者以这种特殊的方式使用。节制需要高水平的纪律性，而休假之后再回来肩负它可能很困难。"

凯特对这一过程的常态化使维姬松了一口气，她可以坦率地承认自己对继续为汤姆治疗的怨恨。这样做了之后，她又能享受回到工作中来的状态了。然而，这也引起了她的焦虑：作为她的治疗师，我在休息之后回来工作是什么感觉，我也有类似的怨恨吗？我们探索了这一点：当想到我可能会对她产生除正面感觉以外的任何负面的感受，这对她来说是多么难以忍受啊。她也思考了对她来说承认自己是关系中有权力的一方是多么困难，尤其是在与来访者的治疗关系中，更是如此。

对移情进行工作

多年来，关于我们应该在什么时候进行第一次移情诠释，一直存在争议。弗洛伊德建议，当移情成为阻抗时再进行诠释，在那之前应该允许它自由发展。他认为早期的移情是微弱的，然而现在大多数人认为它要活跃得多。克莱因的立场非常不同，她认为在来访者所有的交流中都普遍存在幻想的部分，而现代克莱因学派倾向于在治疗的最开始就对移情进行工作。

我自己的观点是，我根据自己的评估来决定是否对移情进行诠释，我评估的是：对来访者来说什么是最有用的。如果他的表征表明内在世界主导了他的现实关系，那么初期就需要处理移情。我将以一种非常活跃的方式成为那个世界的一部分，而不承认这一点可能使来访者感觉我没有真正地倾听他。来访者的体验由他自己的内部世界所主导，这一点也许可以从治疗早期来访者的批评中发现，例如，来访者相当详细地抱怨旅程的艰难，或者很难找到地方或停车位。我的方法是：首先聚焦于他的焦虑——他焦虑于能否"找到"我、我是否有空间留给他。根据他如何回应我的第一个、聚焦于焦虑的诠释，然后，我可能要处理他对我的愤怒或敌意。不这样做可能会使来访者绝望，他可能认为我不一定能倾听和处理他的愤怒和抱怨的部分。

柯尔塔特（Coltart，1986）注意到这一事实：治疗的第一阶段是来访者请求治疗师帮助他应对危机，正是这一危机促使他前来治疗。她将其比作在调查原因之前先灭火。如果来访者呈现了他生活中的一个严重危机，而他正在寻求帮助去理解这个危机，而他也因此聚焦于这些外部事件，那么，我觉得，在治疗刚一开始的时候就诠释移情对他来说既无帮助也不尊重。在某种意义上，我觉得他还没有允许我在这个水平上与他互动。他可能会把这样的诠释体验为侵入性的，也会体验为我在忽视他眼下担忧的事件。这既可能影响建立好的工作关系，也可能在强健的治疗联盟未形成之前，冒险引起过早的负性移情。在准备好探索与我的关系之前，通常来说，这样的来访者需要一段时间才能发现我的价值并且使用我的价值，把我当成能够帮助他们处理自己的忧虑的人。这也同样适用于那些与现实联系更紧密，但不一定处于严重危机中的来访者。通常来说，我对这两个群体进行移情诠释的方法是逐步进行的（gradule）。文献指出，过于强调移情诠释可能会削弱治疗联盟，而且（或者）会导致负性移情。

我个人的立场是，针对那些对动力学工作知之甚少的来访者以及那些功能指向外部世界，而不是由内部现实主导的来访者需要采用教育的方法。我会解释说：治疗不同于平常的生活经验，随着治疗工作的进展，他们在生活中与他人关系的重要方面也会显示在我们的关系中。随后，我开始引起来访者对移情关系的注意，我会解释说：探索我们之间发生了什么，有助于生动地理解他们与他人的关系，也有助于理解他们自己的内部世界。

正如麦克威廉斯所观察到的那样，某个人反复地把来访者的注意力引到"别人怎么感知你自己"上，对于大多数来访者来说，只跟那些自恋性地自我投注的人之间有过这样的经验。这可能会增加他们（来访者）的焦虑，觉得自己所寻求帮助的人（治疗师）本身就有自恋的需求。当然，这样一个看法本身就是解释的材料，这也说明了来访者是如何感知这个世界的。但是，若要对其进行工作，既需要来访者在治疗中已达到能够表达他对治疗师自恋的焦虑这个点，也需要他在面对你们的关系时，能够利用随后对他的焦虑的解释。

进行移情诠释

在第1章中我曾探谈到过这一事实：如果要对你的来访者（你们正一起坐在房间里）作出有意义的回应的话，那么心理动力治疗中的技能就不能被公式化。这一点特别适用于移情诠释。移情诠释的目的是将来访者的感受和（或）行为与其内部世界进行联结，在治疗情境中这种联结变得明显起来。然而，要始终记住的是，解释只不过是一个假设，仅此而已，正因为如此，这个假设也可能是不正确的。我认为更重要的是：要思考该解释在某个会谈的特定时刻是否有用。一个正合时宜的"正确"解释通常很有价值，而一个不合时宜的"正确"解释却不然。矛盾的是，如果能开启一种新的思考方式的话，一个不正确的解释也可能很有用。

我发现记住海曼的建议很有用，她的建议是："我们问自己在与这个来访者相处的过程中，此刻我是谁？"她的建议指出，在一次会谈中可能发生移情的切换，因为在来访者内部的戏剧中我们被分配了不同的角色。在会谈中的特定时刻，我们是谁以及来访者如何回应我们，都有赖于他的心理状态。

　　维姬在上次会谈中提出要中断治疗。这是一次意外中断，她的母亲急诊住院了，维姬要回家去照顾她。汤姆对这个消息没有反应，他否认了这个意料之外的中断是个问题。由于在她取消会谈之前他们已经做了一些重要的工作，所以，当维姬看到他没有情感反应时很惊讶。这是她离开前与汤姆的最后一次会谈。

在会谈开始的时候汤姆烦躁不安，对维姬所说的任何东西都不屑一顾。当她试图提起即将到来的中断时，他对维姬自认为对他很重要表示轻蔑。最后他说，他前一天接到了在加拿大的姐姐的电话，说她和母亲可能会取消来英国的计划。她们本来会在下个月前来并与他及他的哥哥一起住。汤姆想见到母亲；他觉得自己准备好了，要和她谈谈在他刚开始牙医学习时她决定回加拿大的事。然而，当姐姐告诉他行程取消的时候，他发现自己什么也不能说了。他想求姐姐保证她们一定会来。然而，他沉默了，甚至不能问一问为什么取消行程。

开始，维姬帮助汤姆意识到曾经接近母亲时感到的无助和绝望。接着，她进行了移情外诠释：他重复体验着母亲可能又一次"消失"，而他对自己的无能为力感到痛苦。他说："没有人跟她说什么。姐姐只是袖手旁观。"维姬将汤姆的姐姐没有挑战母亲取消行程的意愿与当他还是孩子时父亲没有阻止母亲离开这两者之间进行了联结。然后，她说道："我在想，是不是你心里的一部分

诠释移情和反移情

希望我来联系你母亲，告诉她：她不能这样对你。"她的诠释使汤姆能够承认他是多么渴望有人能保护他，使他免遭母亲的忽视，他是多么希望维姬能够帮他改变这些事情。这使得他能够感受到，在父亲没能保护他免遭母亲抛弃时的那种伤害，并承认自己是多么渴望母亲不要离开。

接下来维姬处理了自己下周的"消失"，她假设汤姆可能会觉得，就像他母亲一样，维姬会没有任何解释就消失不见。汤姆突然大发雷霆："你觉得你只管离开就好了，不需要任何解释，而我不得不忍受！一旦我觉得跟你在一起是安全的，你就消失了，你就离开了。"他开始落泪。维姬肯定了他能告诉她他的感受这一点很重要。然后她帮助汤姆看到，尽管他觉得她和他母亲做的一样，因为她将要离开，但她并不是没有任何预警或解释就离开。她接着说，汤姆正以不同的方式来处理重要的人突然消失的情况，他正在告诉她：他对她的离开多么愤怒，而在过去，当这样的情况发生时，他无法表达出自己的痛苦和渴望。

这个片段就是一个例子，可以说明在会谈中汤姆对维姬的移情的切换，从把她体验为一个没能阻止母亲忽视他的、重要的父亲，切换到一个不作任何解释就离开他、抛弃他的母亲。通常情况下，移情的切换会比例子中的情况更加微妙，因为来访者会把我们体验为同一个客体的不同面向。例如，汤姆可能会交替地把维姬感受为一个抛弃他的母亲，之后可能把她体验为诱惑性的母亲。

这个片段也说明了进行移情诠释的某些技巧。莱玛（2003）在构造移情诠释方面有若干建议，我将采用其中一些来评价上述片段中的诠释。

● 诠释的目的是什么？它应怎样才能符合治疗的总体目标？诠释的目的最初是为了促使汤姆从一般的烦躁感转换到能够明确表达与自己被遗弃、不受保护有关的情绪。维姬能够证明事实是尽管她也要离开他，但她并不是没有任何预警或者解释就离开。这符合治疗的总体目标，因为维姬在他内部世界的封闭系统中打开了一个突破口，同时证明外在现实是不同的。

● 作诠释所需的证据是什么？有迹象表明汤姆正体验着被抛弃的焦虑和痛苦：在当前生活中（母亲将要取消行程）；在内部世界里（当他还是孩子的时候他不能表达自己的痛苦）；在移情中（他将维姬体验为一个抛弃他的母亲）。

● 诠释对于这个时机来说是否有用？诠释的时机很合适，因为维姬即将离开使得汤姆被抛弃的问题"活生生地"摆在那儿。在她离开之前处理汤姆的痛苦很重要，这样，他就能体验到在事情发生之前自己的抗议得到了倾听和认可。

● 来访者是否能看到诠释是如何得出的？维姬给出清晰的联结，联结在治疗室外发生的过去和当前情境以及移情关系。

在联结过去、现在的情境和移情关系中，维姬作了一个完整的诠释。然而，通常来说，我们不能马上作出完整的诠释，而完整的诠释也并不总是必要的。理解来访者的潜意识交流是一个艰苦的任务，很多时候只有随着情境的展开，在经历过很多次会谈之后才会变得清晰。大多数时候，我们是对某情形的一个方面进行部分诠释。每一次诠释都是创造之路上的小小的、递增的一步，它们朝向来访者内部世界更完整的图画。

最后我想谈谈我们如何衡量诠释的成功。过去常常使用的一种经验法则认为，成功的诠释之后，要么是来访者肯定性（complimentary）的情绪反应（宣泄），要么是紧跟着更多材料被来访者提出来验证该诠释。不幸的是，这可能会成为循环论证，因为验证性的材料并不一定意味着诠释是正确的——也许是一种顺从的表现。更有用的说法是克劳伯（Klauber，1986）提出的，成功的诠释会在情感上将治疗师和来访者拉近。不过，这也是很难衡量的，但是这种体验是一种更深层的情感联结，这发生在从右脑到右脑的活动之间，并引起阿片类物质的分泌以及积极情感的增加。

对负移情进行工作

你的来访者可能在自发地表达对你的消极感受方面存在困难。这可能有许多原因：害怕自己的愤怒或敌意会把你赶走；害怕自己的愤怒会打击、毁灭你；害怕知道你有任何缺点，他自己就会蔑视你。任何事件中他都可能会害怕失去你而剩下他独自一人。在某些阶段，你需要帮助他面对甚至是帮助他发现对你的负面感受。若非如此，他可能会深陷无法面对的负移情，而使治疗停滞不前。

伍兹（2003）提出一个观点：对受到严重创伤的来访者来说，可能必须要等到治疗的进展足够使得来访者的心中已经建构了好客体，才能够去探索"移情的黑暗面"。只有当来访者觉得与你的关系是安全的，他才会感到足够安全去面对负移情。

当你的来访者不能自发地表达他的负面感受时，你的任务就是帮助他做到这一点，且同时安全地抱持他，这样他才能够在与你的安全的关系中面对自己的困难感受。这可能包括外显地或内隐地允许他表达对你的沮丧、失望、敌意或愤怒。像伍兹一样，对于这类来访者，我一般倾向于在积极的治疗联盟中诠释负移情，以便早期诠释融入一个积极和消极感受都被承认的框架中。我也会等待一个开始的机会，根据经验，那时我知道我的来访者可能体验到了负面的感受。

> 在治疗第一次中断的时候，玛丽在我不在的时候度过了一段艰难的日子。她变得抑郁，全科医生给她开了抗抑郁药。一开始她没有告诉我她在暑期的艰难经历，这个艰难的经历是慢慢浮现出来的。我着手处理她不情愿告诉我这件事这一点，我说："你似乎不想让我知道中断治疗对你来说多么可怕，我想知道为什么会这样。"她

说她不想让我知道是不想让我担心她，她最后处理得挺好。我说我想知道，是不是一部分的她也许觉得我本应该知道暑期中断对她来说有多么艰难。她不情愿地承认了，并说："暑期的时候她在脑海里和我交谈过。"我说："我想，你是不是觉得我有意不去倾听你，留下你一个人自己去面对。如果你当时感到我没有倾听你，那么或许这使得你在我回来的时候也很难告诉我这些。"

就像在上面的片段中那样，有时候这种消极感受就在表面之下，不难接近。但有时候，来访者对治疗师的消极感受埋得很深，可能无法意识到。让我们想象一下玛丽对我问她为什么不告诉我假期中断有多糟糕这个问题的另一种回答："我从来没有想过应该告诉你。"接着我可能会这样说："那部分的你或许真的很介意在你刚要在这里安定下来的时候我却离开了。如果你真的很介意，我想，如果你感觉到了这点，你可能不会告诉我的。"

作为治疗师，我们面对负移情的舒适程度也是不同的，而这正是你自己的治疗将帮助你的地方。如果你能够向你的治疗师表达你对他的失望、愤怒、怨恨，这会使得你更容易忍受你的来访者的这些感受。认识并承认这些感受可以加深你们的亲密感，这经常预示着治疗的进展。

一些来访者被负移情主宰着，我们需要帮助他们发现他们对我们的温暖感受。这可能感觉像一场艰苦的斗争，特别是因为来自于我们的任何迹象——这些迹象表明他们也许需要我们，或者我们在他们的生活中很重要——都可能被蔑视。要记住，在某种程度上，你的来访者的确需要你，而他正在进行的负面表达是一种保证自己安全的方式。这可能是因为，他害怕自己一旦表露出需要你、或者表露出自己的脆弱，你就会轻视他或者抛弃他。在对负移情进行诠释时，你应该寻找正移情萌发的证据，这种正移情是来访者可以觉察到的，或者是处于前意识水平的，即将被意识到的。

乔尔对我的批评毫不留情。他抱怨我的咨询室太热或太冷了，抱怨咨询的时间安排，或者抱怨我心不在焉。他不理会我理解或共情他的尝试。不过，他总是准时到，从未爽约过。我曾经决定不去探讨他可能赋予与我会谈的任何重要性，因为他对其他关系的描述已说明，他对我产生的毫无用处的感受也在他生活中的其他人身上反复出现。我假设他的自体感与坏客体是合并在一起的，因而过早的挑战对他来说可能是无法忍受的。

一天，他迟到了，因为城镇中心交通拥堵，他不得不改道。他看起来在发抖，他详细描述着在拥堵的交通中他如何尝试着找到别的路线。这给了我一个机会去和他探讨他是多么介意迟到和错过一部分的咨询啊。随后，我向他表达：他也许很介意我看到这对他多么重要。多次会谈后，我们开始讨论他的会谈有多么重要。又花了一些时间才把这转化为承认我对他很重要，最终，他能够描述对我的温暖的感受以及这让他感到多么惊恐。

利用反移情

科恩伯格（2004）提醒我们，一个来访者越混乱，他就越多地通过非言语的方式进行沟通，这会明显地表现在治疗师的反移情中。受到严重创伤的来访者可能会用这种沟通方式作为主导的沟通模式，但其他来访者也会使用这种方式来交流他们内心隔绝的部分，以及交流他们功能的更原始的方面。

反移情准备

反移情准备（countertransference readiness）指的是：提供一个内部空间以接收来访者的移情。你还必须发展诚实的自省能力，这样你才能承认自己对来访者行为的影响。此外，你还需要在体验强烈感受的同时观察自己的能力。

最好的准备是你自己进行彻底的治疗。这样做有两个原因。首先，你会更加清楚自己的弱点，以及那些你容易扭曲的领域；通过了解自己的情绪反应，当你处于困境时你会更能意识到你的情绪反应。其次，通过增强你的自我功能，你就能更好地成为来访者投射的容器，同时更能够观察自己的回应。尽管这不能使你免除犯反移情的错误，但确实意味着你会更能意识到那些你特别敏感的问题、并警惕其可能的复苏。当来访者所投射的部分与其治疗师尚未整合的部分太过接近的时候，反移情就会成为问题。这就是为什么治疗师在培训期间要进行治疗，而且一旦合格之后要有好的督导是这么重要，因为这会提供一个安全空间去厘清治疗关系中什么是属于谁的。

利用反移情的技术

西格尔（1993）观察到，当治疗师谈到移情的时候，他们认可移情的主要部分是无意识的，但当他们谈到反移情的时候，他们表达的方式却暗示这是一种有意识的活动。我认为这突出了在追踪和利用反移情中的一个重要问题。根据定义，对于无意识，我们是无法接触到的；我们所意识到的是西格尔所说的意识的衍生物。我认为，这在一定程度上可以帮助我们去理解为什么使用反移情在心理动力工作中一直是个有争议的话题，而且，也可以帮助我们理解这是一个开放的领域，容易被误解和滥用。此外，有关使用反移情的指导比其他领域少，而比起工作的其他方面，在这方面我们更多依赖于自己的能力。一方面在利用反移情信息时没有什么公式可言，但另一方面我们都需要找到一种方式去利用反移情。海曼主张在自由悬浮式注意之时，治疗师"需要一个自由唤起的情绪感受器以便觉察和紧紧跟随病人的情绪变化和无意识幻想"（1960:10）。要做到这样，我们就要利用产生于我们内在的多种形式的信息，包括我们自己的直觉、感受、一闪而过的意象、身体感觉、记忆和幻想。通常这些感觉的出现并不是有意为之，但科佐林诺（2004）也建议把"关闭"（shuttling down）作为一种接近反移情的方式。他这样说的意思是：要积极注意我们内部世界的信

　　　　　　　　　诠释移情和反移情

息。他建议说，这样做可能很有用，尤其是当你感觉在情感上与来访者失联的时候；当你迷失或困惑于来访者的材料内容的时候；当你分心或当你的诠释被拒的时候。

在觉察来自我们内在世界的信息的同时，我们还需要对其保持一种不确定的状态——我们不能确切地知道它是关于什么的。正如博拉斯所说的，最普通的反移情状态就是"不知道，但仍然体验着"（not-knowing-yet-experiencing）的状态（1987：203）。停留在那个体验中，不要防御性地远离它，或者被推动着做一些为时过早的事情（例如证据不足时进行基于反移情的诠释），这是一个重大挑战。首先要注意的是，要有耐心，绝不仓促地基于自己对来访者的反应做出行动。西格尔提醒我们：反移情是"最好的仆人，但却是最糟糕的主人"（1993：20）。这是因为，我们倾向于认同自己的反移情，并因而相信依照自己的反移情来行动以回应内在压力是合理的。她提醒我们要防备"在反移情的压力下做出行动，而非将其作为理解来访者的向导"（1993：20）。她这样说的意思是，要通过诠释来行动，而不是见诸行动，尽管见诸行动当然也是一种可能性。你越是在内部压力下想要行动，你回应的就越有可能是你自己的反移情。因此，重要的是停留在你内在唤起的感受上并进行反思，从而与其保持一定距离，获得一些观点（perspective）。任何时候，当你感到有强烈的冲动要做些什么时，不要做任何事。只有当你不再感到处于要去行动的压力之下之时，你才可以开始考虑进行诠释。

当维姬照顾完母亲回到工作中来的时候，汤姆很快活。维姬松了口气，因为离开他让她感到很内疚。然而，她也相当失望，因为没有她，他似乎也应付得很好。会谈快结束的时候，她明显地感到内心有想要延长时间的冲动。她把这合理化为他们的会谈到了一个重要的节骨眼上，而且他们需要弥补错过的会谈。但这不是汤姆的要求，而是来自于她内在的需要。尽管维姬感到有内在压力在驱使自己延长时间，但同时她也感到保持治疗框架和维持时间界限很重要。此外，她为自己感到的压力而心神不定，她想有时间与凯特一起思考一下自己是否应该为汤姆额外提供些什么。

在她前来督导的时候，维姬已经开始怀疑自己的感受是不是因为汤姆在她不在时显得很快活而产生的一种反应。在与凯特讨论的过程中，维姬假设汤姆不能清晰地表达在她不在之时想要她给予更多帮助的愿望，因而他通过躁狂性的否认防御掉自己对她的需要。尽管汤姆表现得很快活、可以应付，但是他将自己需要维姬的那部分投射到了她身上。她们怀疑，当汤姆的母亲离开后又回来时，他可能也是这种反应。如果这个假设是正确的，那么，这暗示着汤姆远离了自己的内部状态，因为仅仅是了解到自己多么想念她都是难以忍受的。这意味着，重要的是要考虑防御的功能，并且思考汤姆是否需

诠释移情和反移情

要维姬继续去容纳和代谢（metabolise）他的感受，或者考虑他是否能够听进去基于维姬的反移情的诠释。

维姬也需要弄清楚自己的需要，尤其是她对汤姆渴望与其治疗师拥有不被打扰的关系的认同。她发现，错过她自己与我的会谈对她来说很艰难，而她在想，是否她想要给汤姆的是她自己错过的东西。她用自己的治疗会谈来探索这一点，也探索她的失望，失望于我没有提供给她额外的时间以弥补错过的东西。现在她感到可以更加自信地去探讨汤姆想念她的感受，以及他要使自己远离这些感受的需要。

下一次会谈中，维姬对汤姆的变化感到惊讶。他看起来很悲伤、挫败。终于，他说出自己在上次会谈之后很快就感到消沉。维姬暗示说，通过与她一起时表现得很乐观，他使自己远离了应付错过会谈的困难。他也许觉得自己痛苦的部分没有被看到。他承认在她不在的时间他很艰难，但是等到会谈的时候他感到好多了。接着维姬问他是不是当母亲离开又回来的时候他也是那样的。"是的，我从不让她看到我有多么想念她"，他说。"我觉得你不想让我知道你有多么想念我。"她回应道。接着她询问道：他会不会担心，如果她知道了他多么想见她，她或许觉得他想要的太多了。他说自己害怕她觉得自己贪得无厌，害怕如果她不在时他不能应付，她就会赶他走。这使得他们能够进一步思考他的焦虑——她对他的兴趣是有条件的，即有赖于他不向她表现出自己是多么需要她。在这个片段的第一部分，维姬容纳了汤姆的投射——希望得到更多帮助，以及他的焦虑：觉得要更多帮助会暴露自己的需要并导致她的拒绝。如果维姬将反移情冲动见诸行动，为他延长时间，那么就可能有许多种结果。一种结果是，他会体验到她试图假装她的离开可以被弥补，就好像什么也没发生过一样，这可能会导致汤姆的顺从或者狂怒。治疗师的反移情活化（enactment）可能会导致来访者的自我被恐惧所淹没，恐惧自己强烈的感受和幻想会压倒治疗师。然后，她就再也不是那个让他感到安全的人了。如果在第一次会谈中维姬基于自己的反移情进行了一个诠释，她也许会增强汤姆的防御，因为对他来说不得不将他投射给她的感受重新内摄（re-introject）回来，这对他来说可能是压倒性的、难以应付的。

通过容纳他的感受，维姬给了汤姆一个机会，把她体验为一个为他而出现、能够关心他的客体。他在第二次会谈中的悲伤可以理解为，他更多地接触到对中断的抑郁的感受以及对维姬的想念。在这一点上他变得更能够倾听维姬基于反移情的诠释。同时，维姬还利用了自己的观察性自我（observing ego）和其他资源——她的督导师和治疗师，来理解和反思她的反应，并将自己的感受与汤姆的感受区分开来。

这个片段可能会给人一种印象，觉得反移情是很容易被理解和解决的，而诠释也很容易得到认同。我这样做是为了举例说明。尽管有时候反移情的确会以这种方式呈现，但更多时候我们努力挣扎去试图理解发生了什么。感觉、想象或想法经常转瞬即逝，或者不太可能搞明白。这可能会持续出现在很多次会谈中，直到整合成某些我们能够更清楚地将其识别为一个感觉或想法，并能以我上面所描述的方式鉴别为反移情。

拓展阅读　Alexandris, A. and Vaslamatzis, G. (eds) (1993) *Countertransference: Theory, Technique, Teaching*. London: Karnac.

诠释移情和反移情

对防御的理解和
工作

10

防御是生存的需要。我这样说的意思是，我们需要一些方法来保护我们自己免受心灵的痛苦，而痛苦是人生的常态。实际上，防御经常被比作心灵的皮肤，为生活的打击提供一个屏障，就像身体的皮肤保护我们免受伤害一样。我们倾向于将防御视为理所当然，的确，我们意识不到防御在起作用，因为防御几乎完全处在无意识层面。在防御机制的作用下，我们会感觉好些，但如果我们的内部现实变得过度扭曲，我们就会付出很高昂的代价。防御可能是正常的、适应性的，也可能是病理性的。因而，我们与来访者工作的目标，不是消除来访者的防御，而是帮助他们更灵活地使用其防御系统，以及更好地与现实接触。

来访者通常要到其防御系统无法应付痛苦之时，才来寻求帮助，他们担心会被接踵而来的强烈焦虑所淹没。当防御变得固定，因而过度僵化，成为我们的人格结构时，防御就成问题了。过度僵化的防御结构局限了我们的现实生活，左右了我们的人际关系。当防御被用在实际上并不适用的情境中时，就会导致更大的痛苦，而非保护我们免受痛苦。

迪莉娅，22 岁，她必须每晚进行一系列的仪式才能入睡。童年时期，她是个焦虑的小孩，她的父母之间时常发生暴力，她对此的反应是：走进自己的房间，将洋娃娃按照严格的、事先决定好的方式排队。如果不这样做，她就会变得非常痛苦。16 岁的时候，她的父母离婚了，她跟着妈妈生活。后来她妈妈开始了新的亲密关系，这让她非常焦虑，担心有人半夜破门而入伤害妈妈。她必须要检查门窗锁好没有，妈妈向她保证她们是安全的也没有用。她的强迫症状逐渐发展，每种仪式都要按特定的顺序反复很多次，几乎要花 1 个小时的时间才能上床。她晚上不再出门，以防自己不在时妈妈发生意外。妈妈可能受到伤害的念头令她十分痛苦。她对治疗师说："我非常爱我的妈妈，我不能容忍她受到一丁点儿的伤害。"

> 从心理动力概念化的角度来看，迪莉娅的强迫症状可能意味着她对妈妈沉醉于新的恋情感到极为愤怒。她想要伤害妈妈、对她施以惩罚，又害怕这样做会失去她，这一内心冲突发生在迪莉娅的意识范围以外。她无意识地对汹涌的、危险的愤怒感到恐惧，需要发展出相应的防御策略，将对于妈妈的怒火隔离在意识觉察之外。通过确保妈妈是安全的，不会被某个外在的、未知的"别人"所伤害，这个防御将她伤害妈妈的恐惧解除了。实际上，这个所谓的"别人"正是迪莉娅本人，她采用仪式想尽办法要保护妈妈免受其伤害的人正是她自己。仪式固定下来，仪式本身成为解除痛苦来源的防御。对迪莉娅的工作需要在安全的治疗关系中，来帮助她承认这些指向妈妈的消极感受。很可能对迪莉娅来说，表达任何对妈妈的消极感受都是非常困难的，所以，需要在安全的、移情外的关系中做大量的工作来帮助她认识这些感受。只有在那之后，这些情绪才可能在移情中，或者在她与妈妈的关系中得到处理。

概念的理论基础　　　　　　　传统的观点认为，我们需要防御

来管理内心冲突，或处理我们

与客体之间的关系。前者源于经典精神分析理论，后者源于客体

关系理论。发展学派的理论家认为，防御反映了心理结构形成（in

place）之前的发展受阻（arrest）。阿尔瓦雷斯（Alvarez, 1992）主

张防御具有适应的功能，使儿童能够在糟糕的早期经历中存活下

来。虽然这些观点来源于心理动力学思想的不同流派，但在实际工

作中，很多治疗师都会根据来访者所处特殊阶段的需要，将这些观

点结合起来使用。尤其重要的是，要记住，防御自身并非精神实体，

不能孤立地从我们使用防御的角度去理解它，所以只能根据防御所

产生的功能来理解它们。

防御的发展阶段和分类　　　　精神分析一直认为防御起源于发

展的不同阶段。起源于俄狄浦斯

功能（oedipal functioning）之前和之后是有区别的。因此，在任何

　　　　　　　　　对防御的理解和工作

时刻，一个人所采用的防御可以被看作他当下功能水平的指标。资料显示，使用更成熟防御的人，更有可能在工作、人际关系、医疗保健方面具有成功调节生活的体验（Vaillant，1977）。过度使用早期发展相关的防御，则被认为是具有更严重的病理问题，且伴随更大人格损伤的指标。

很多现代思想家反对这种给防御贴标签的行为。他们认为这样做会阻碍对于来访者用于解决困难的防御方法的真正思考。布伦纳（Brenner，1976）观察发现，因为自我功能的所有面向都可能被防御性地使用，所以没有一份清单能够穷尽所有的防御。类似的，斯坦纳（Steiner，1993）更倾向于谈论防御系统而不是个别的防御。莱玛指出，"在临床上，用平实的语言描述病人努力做着什么，他们为什么需要这么做，要远比使用简化的标签更有用"（2013：210–211）。

防御的特点

在健康的功能方面，防御通常更可能在需要的时候才发挥作用。比如，一个人面临重症晚期的可能性时，可能会使用否认来帮他应对死亡焦虑。但同样是这个人，有可能面对失去家庭而没有去否认。如果防御变得根深蒂固，或被过度使用，它们就会成为人格结构或性格的（characterological）的一部分。任何事情都有可能出问题，对否认这一点的人（就像伏尔泰的小说《老实人》中的主角那样，宣称在最完美的世界里，一切都是最好的）来说，"否认"已经成为他这个人的一部分了。

有些防御是"自我调谐的"（ego-syntonic）（使用防御时没有意识到冲突），还有一些防御是"自我失调的"（ego-dystonic）（使用防御带来了痛苦）。一个人通过回避交往来缓解自己的社交焦虑，但他并不认为这是一个问题，那么这就是自我调谐的防御。相反，如果他对自己的回避行为感到心烦意乱，希望学会如何社交，我们可以称之为自我失调的防御。为了让来访者放弃某种防御，需要使之对于来访者来说成为自我失调的防御，而这正是我们的部分工作——促进没有助益的防御变成自我失调的防御。

其中第一种方法是，帮助来访者思考，在面对使用同样防御的其他人时，他的反应是什么。如果一个人谈论他的一个酗酒的熟人，而他自己也是用酗酒来缓解社交恐惧症，那么咨询师就可以帮助他思考酗酒对于那个人的影响。但是，重要的是，不要用听起来像是在批评对方的方式来帮助对方。第二个促进自我失调的方法是通过你对来访者的关心。比如一个对酗酒是自我协调的人，告诉你说多喝酒可以平复紧张的神经，那么，你需要表现出对他需要以这种方式喝酒的关切。"关心他的他人"（concerned other），这样的体验可能会开启他自己对自己的关心。表达关心重要的是要避免带给来访者居高临下的感觉。第三种可能的方式是，提醒你的来访者，他那样做可能已经使他很不快乐了。比如我可能会说："你和我说这件事的方式，好像是在告诉我，你有那么一点点担心自己喝太多了。"他可能并不同意，但变得关心的这一可能性可能在他心中生根发芽了。

对防御的理解和工作

对冲突的防御

针对冲突—驱动型（conflict-driven）防御，我们会假设自我（ego）的存在。梅宁格（Menninger，1958）的冲突三角和马伦（Malan，1979）的个人三角在解释冲突方面非常有用。在冲突三角中，冲动/感觉、防御、焦虑各占一个角（见图10.1）。个人三角则描述了来访者生活中的重要关系，这提醒我们，冲突总是发生在人际背景中。在冲突三角中，冲动或感觉是驱动心灵内在系统的动力，因此是三角的基础。焦虑是对感觉的反应，防御是用以降低焦虑的心理机制。

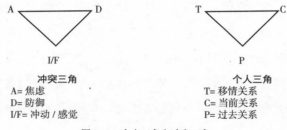

冲突三角
A= 焦虑
D= 防御
I/F= 冲动 / 感觉

个人三角
T= 移情关系
C= 当前关系
P= 过去关系

图 10.1　个人三角和冲突三角

摘自梅宁格（1958）的冲突三角，以及马伦（1979）的个人三角[Malan,D.（1979）. 个体心理治疗及心理动力学的科学 . 伦敦：巴特沃斯]

丹文路（Davenloo）在其《密集短期动力心理治疗》（*Intensive Short-Term Dynamic Psychotheapy*，ISTDP）一书中，提倡一种对冲突—驱动型防御进行积极工作的有力方法。他建议，在防御行为刚出现的时候就去识别它。首先，识别出防御，再弄清楚它的功能——它保护来访者免于体会到什么感受。其次，他认为，要来访者能够把自己的防御和感受区分开来，即使不去促进也是如此。最后，他帮助来访者识别焦虑，随着感受被呈现出来，焦虑也被引发出来。下面的片段呈现了如何展开这一工作。（D 表示防御，A 表示焦虑，F 表示感受）。

> 佐伊是维姬的第二个来访者，她在与男友分手后前来接受短期心理治疗。佐伊 20 岁，和妈妈、妹妹一起住在家里。她用一种理想化的方式描述自己的妹妹维尼（Winnie）。佐伊经常给维尼买些小礼物，或者带她出去玩，同时又暗示维尼经常让她失望，她感到自己被排除在维尼和妈妈的关系之外。维姬和凯特假设佐伊在防御对维尼和妈妈的负面感受，她一定很焦虑，不知道如果允许自己体验这些会发生什么。在这一次会谈中，佐伊描述了维尼同意陪她去她和男友曾去过的网球俱乐部玩，这是她分手后第一次去那里。在出发之前，维尼却让佐伊失望了，因为维尼说自己要学习。佐伊曾经在赶往会谈的路上专门跑到镇上为妹妹买了一张唱片，想要"以此弥补她的艰辛劳作"。
>
> 维姬：我注意到，每次维尼对你先承诺后又食言，你就会告诉我维尼是多么好的一个人，或者你做了什么取悦她的事情 [D]。

佐伊：[流泪] 我知道。

维姬：你知道你为什么要这么做吗？

佐伊：不知道。我只是觉得，如果我不做点什么对她好的事情，我心里就会不舒服 [A]。一旦我做点什么好事情，我就又感觉好了 [D]。

维姬：你有想过不舒服的感觉 [A] 与你心烦有关吗 [F]？因为她让你失望了 [A—F 之间的联结]？

佐伊：我不知道。我不应该感到心烦，我比她大，妈妈总说我要好好照顾她。

维姬：我在想，如果你不去照顾维尼，或者对她心烦 [A]，你想会发生什么事情？

佐伊：妈妈会勃然大怒。她会站在维尼那边。她会说我应该理解对于维尼来说生活有多么不容易，我不该自私，不该对维尼要求太多。

维姬：在我听起来，你好像非常害怕激怒你的妈妈 [F]？

佐伊：是的。有时候她生起我的气来，会一连很多天不理我。

维姬：听起来，好像你焦虑的是：如果你对维尼生气，妈妈就不会对你好了 [A]。因此每次维尼做了什么让你烦心的事，你都不得不把任何愤怒的感觉压下去，然后用对她的好感觉来替代对她的愤怒 [D]。你给她买好东西就说明了这一点，因为，不这样你就会很焦虑，担心妈妈看出来你是真的生气 [F]，然后就不理你了。

佐伊体会到冲突，冲突来自于一方面对妹妹感到愤怒；另一方面又害怕如果表达出愤怒，就会被惩罚，失去妈妈的赞赏和支持。佐伊使用了反向形成的防御，对妹妹付出很多、非常宽容。维姬要让佐伊看到这一点并不难，因为这一防御比较接近意思层面。它也不是完全"自我调谐"的，因此处理起来就容易多了。

理解原始的防御

克莱因的贡献对临床工作产生了深远的影响，我将详述这一点。克莱因相信婴儿出生时就具有了已经部分发展了的自我，她认为，识别保护自我的原始的防御机制是可能的。因此，她提出，防御在生命的开始阶段就出现了。她把这些原始防御看作偏执—分裂心位的一部分，分裂是其中最重要的一种防御。

分裂

分裂的功能是保护我们的客体免受来自自己的攻击。如果我们把客体分裂为"好的部分"和"坏的部分"，在我们攻击客体"坏的部分"时，就保护了客体免于被全部摧毁。因为客体"好的部分"得以存活，保护我们免于失去客体。虽然有些分裂被视为正常心理功能的一部分，但如果分裂成为与人建立关系的主要方式，那么就是

对防御的理解和工作

病理性的了。这是因为，当我们将客体分裂为好的和坏的，就不得不相应地将自我分裂为好的和坏的。出于多个原因，分裂的自我是破坏性的。我们以扭曲的方式感知世界；我们在建立事物间的联系方面感到困难，这干扰了我们的思考能力；我们将客体体验为部分客体（part object），他们会因此显得很可怕，因为客体坏的方面不能被好的方面平衡。

马克为改善愤怒方面的问题被转介来治疗。他 3 岁的女儿爱丽丝在公园玩耍时，不慎从秋千上跌落。她当时晕了过去，并在医院待了一个晚上。马克在一年前与爱丽丝的妈妈嘉玛离了婚。尽管马克曾申请对爱丽丝的抚养权，但爱丽丝还是和妈妈生活在一起。事故发生时，爱丽丝和妈妈在一起，马克将意外归咎于前妻未能好好照料孩子，对其大加指责。马克变得非常警惕，频频到嘉玛家检查她是否能照料好女儿。这导致他和前妻日益激烈的争吵，但是他难以自制，坚信只有自己才能很好地照顾女儿。嘉玛威胁马克说，如果不停止闯入她的住处，以及在她带着爱丽丝外出时跟踪她，就要采取法律措施。

马克逐渐在治疗中透露，在小时候，他经常在父母外出时，被留下来照顾弟弟妹妹们。一天，在他照顾弟弟妹妹时，一个弟弟从楼上的窗户跌落，出现严重的脑震荡。弟弟额头上的伤痕时刻在提醒他曾经发生的事情。

父母担心让孩子们单独在家的这些情节被报告给社会服务部门，就谎称事故发生时，他们都在家中，并对马克施加压力让他说谎。马克说，那天他的世界崩溃了，他再也无法信任父母。他坚信这个世界上唯一值得信赖的人就是他自己，等到年龄足够大，他就马上离开了家人，从此基本不和他们联系。

马克几乎隔离了对父母的所有情感，仅剩对他们的蔑视；他们一无是处，不值得信任。类似的是，嘉玛现在是马克蔑视的客体。渐渐的，他能意识到弟弟的跌落和爱丽丝的意外之间的关联，但这只带给他一点点抚慰，他继续非常愤怒地反对爱丽丝和她妈妈住在一起，他觉得这很愚蠢。在内心里，他将关怀和忽略分裂开来，把忽略投给嘉玛，而将关怀和警惕赋予自身。

在治疗中，马克对他的治疗师的感受也摇摆在漠不关心和过于警觉之间。对移情的细致工作逐渐使他能够感受到治疗师有能力照顾他，也能看到她既有关切，有时也会疏忽他的需要。随着分裂被渐渐治愈，他开始看到他自己有时候也是疏忽大意的。他终于可以面对长期否认的、因为没有照顾好弟弟所产生的内疚和痛苦。他随之体会和理解了自己的怨恨感，先是对弟弟妹妹的，后来指向爱丽丝，因为当他自己都没有被好好地照顾时，还要去承担照料她的职责。

对防御的理解和工作

这个片段中显示了从偏执—分裂心位功能（自体和客体分裂占主导地位）向更成熟的、抑郁心位功能转移。这样，马克能够看到他的客体和他自己，都既是好的（关切的），也是坏的（忽视的）。这一转移既反映了自我功能的增强，同时本身也是自我功能的加强。

克莱因的另一个原创性贡献是，她使用了投射和认同这两个概念，并发展出第三个概念——她称为"投射性认同"。在了解投射性认同之前，我先简单介绍下投射和认同，因为它们本身也都是重要的防御机制。

投射

投射是这样一种过程，通过它，我们把自己的感受或性格中不能"拥有"（own）的部分，归之于他人。投射是无意识的防御，它保护我们免于应对我们实际的样子和希望成为的样子之间的差异所带来的痛苦。通过把我们不想要的部分投射给某个人，我们可以批评、惩罚，甚至理想化这个我们投射的受体，而无须为自己的缺陷或失败承担责任。从短期来看，我们可能因为投射出不想要的部分而感觉好些，但这要付出代价。当我们把感受投射给（project onto）某人，我们的自体或自我的一部分也会随着这些感受被投射出去。如果这变成处理内心不适的习惯性的方式，我们的自体感受就会变得贫乏。还有一个问题是，如果投射的"回旋镖"返回自身，我们会感受到极大的被迫害感。在与来访者的工作中会有这样的时刻，即，我们需要帮助他们拥有自己的投射，这个过程称为"重新内摄

（re-introjection）"。

前些时候，维姬谈了她与汤姆的工作。我很惊讶她对汤姆非常焦虑，以至于需要我和凯特都来帮她涵容她的焦虑。大概在她上次谈论汤姆一个月之后，她非常痛苦地谈到，她确信我认为她不适合做一名心理动力治疗师。她无法说明为何有此种感受，但确信不疑。她坚信我会和她的培训机构联系说她不应该进行下一阶段的培训。她抗议说，她自己工作非常努力，凯特也说她做得很好，并说这对我理解她非常重要。最终，我对她说："看来现在屋子里有人认定你不适合成为心理治疗师，但是那个人不是我。"维姬大吃一惊，开始思考她的恐惧：她恐惧自己缺乏成为心理治疗师的个人素质。这么做了之后，她开始了对自己的投射"重新内摄"的过程。

认同

认同是指我们模仿另一个人的方式，这样做使我们的内部意象得到进化发展；通过吸收他人的某些方面认同得以发生。桑德勒和珀洛（Sandler & Perlow，1988）区分了初级认同和次级认同（primary and secondary identification）。成年来访者的初级认同会导致退行和"去分化"（de-differentiates）的体验。他与他人之间的边界不再起作用，变得具有渗透性。在最极端的情况下，可以看到个体在精神病性状态下混淆了自己和其他人。次级认同涉及我们对认同这个

对防御的理解和工作

术语更普遍的理解。这种认同之下，我们保有自我感，所以我们知道他人并非我们自己，但我们把对方的积极属性据为己有。在日常生活中，在粉丝俱乐部里可以看到，粉丝通过与某个名人产生关联，他的自尊感也增加了。

认同作为一种防御，可以用于处理与客体的分离焦虑及低自尊的感受。如果我们是他人的一部分，就不会被他们抛弃，如果我们能与具备所有我们渴望的品质的人连为一体，我们会感到自己也因此与众不同。但是认同会付出很大的代价，因为正如费尔贝恩（1952）所观察到的，认同会导致失去"我"的感受，我们会变得依赖于被认同者以获得自体感。一旦失去这个人，我们就会变得脆弱起来。

> 劳伦斯和萨莉原来是同一家银行的两名青年高级人才。婚后，萨莉退居幕后，专心辅佐劳伦斯的事业发展。孩子出生后，萨莉成为全职家庭主妇，她一直支持丈夫爬到了公司高层。她相信劳伦斯最终会到达金字塔的顶端，而她会和他一起前行，她称之为"我们的事业"。当孩子们更独立一点时，萨莉就把所有的精力投入在如何做称职的老板娘和家庭主妇上面，但是，她开始担心劳伦斯是否真的能够到达顶峰。尽管毫无疑问他才华出众，也有让人艳羡的声望，但在谋求新一次晋升时，劳伦斯却失败了，萨莉受到了毁灭性的打击。她很清楚，失去这次晋升的机会，即使劳伦斯在下一轮晋升中得到提拔，也不可能到达顶峰了。因为现在，比他年轻的职

员已经升上来，与他同等职位，或者还要高于他。

萨莉陷入深深的抑郁，开始接受治疗。问题在我们工作一开始就很清晰了，萨莉缺乏自己是谁的感觉，几乎全然依赖劳伦斯获得一个身份。劳伦斯的失败也是萨莉的，这给她带来无用和空虚的毁灭感。在治疗中，她立刻对治疗师产生了强烈的认同，一来就想成为心理咨询师。她没有足够的自体感，使她能够去思考可以将自己与客体（这里是指治疗师）分开来的东西。治疗工作涉及帮助萨莉逐渐发现她自己的想法、感受和欲望。她对此感到很恐惧，因为这带给她与其客体分离的威胁，她只能把这个分离看作完全的抛弃或拒绝。

投射性认同

克莱因最初对投射性认同的构想是基于这样的观点：投射是"进入"（into）他人内部，而非投到他人身上（onto），这样，投射性认同就被概念化了。这意味着，作为投射的结果，可能会对被投射者带来一定程度的改变。克莱因认为，投射性认同具有以下功能：

- 通过将自己的某些部分分裂开、扔掉以避免精神上的痛苦。
- 通过将自体或自体的一部分投射进某个客体以避免分离的感觉。
- 侵入客体，以便控制或毁灭之。
- 进入客体内部，获取客体内部好的成分。

然而，克莱因并非只看到了投射性认同的消极方面。她同时认为，

　　　　　对防御的理解和工作

通过投射自体好的部分，自尊以及其他好的感受会被增强。后来的作者们发展了克莱因的观点，现在投射性认同主要被理解为具有人际方面的功能，它以这样的方式起作用：通过将自体的一部分投射进入他人内部，被投射进来的部分将被对方感受到，或者据此行动。这构成了我们当下对反移情理解的基础。

当投射性认同用于摆脱自体中不被接受或难以忍受的部分时，它起到了防御的作用。如果成功，就能帮助来访者保持心理平衡和平静。然而，一旦自体的部分被投注于他人之内，则他人可能真的会在行为上与被投射进来的部分保持一致。所以，假如投射的是敌意，那么，投射性认同的接收者可能的确会以迫害性的方式（persecutory manner）来行动。

> 汤姆在治疗中取得了重大进展，他请求维姬将会谈次数增加为每周两次，维姬同意了。但是，之后不久，她在和汤姆会谈时变得越来越困乏。一开始感觉非常微弱，但这种感觉逐渐开始主宰了会谈。刚会谈没多会儿，她就会感到眼皮沉重，只想闭着。她很难凝神听他在讲什么，因为她把大部分的精力都用于保持清醒了。她只能做到在会谈中撑下来，希望自己不会真的睡着了。汤姆一离开，她就变得清醒了。她无法处理这个情况，也无法与汤姆产生联结，这种无能感使得她开始烦躁起来，也开始感到自己被逐渐削弱了。
>
> 凯特怀疑汤姆在治疗取得进展后，从与维姬的关系中退

缩了。凯特称之为负性治疗反应。汤姆没有讨论想要与维姬亲近引发的焦虑感，而是将"关闭"的意愿投射给了维姬。维姬接收到了他的投射，并对他"实施关闭"，这让他体验不到与维姬适当地建立联结带来的焦虑。维姬在后边的会谈中验证了这个假设，她向汤姆提到，他可能发现他们很难进步，特别是他可能开始评价她给了他什么帮助的情况下。汤姆回应说，他确实发现进展很艰难，他不想依赖她。维姬猜测他也许想要放弃治疗了，汤姆认可了：他确实在想，也许是时候停止治疗了。然而，汤姆也意识到，自己以前也这样做过，他的确想要治疗继续下去。这次会谈自始至终，维姬不再感到困乏，而是和汤姆建立了联结。

汤姆使用投射性认同作为一种防御手段，来避免自己不能承受的困境。他想抓住自己的客体但又担心会和她过于亲密。面对这种情况，他封闭了自己，把不能处理的冲突投射给维姬，后者经过投射性认同的过程，变得与汤姆失联了。对此，桑德勒（1978）将投射性认同的这一面向称为"角色响应"（role responsiveness）。这要求治疗师对来访者置于自己的角色有轻微的反应，同时将注意力充分集中在自己身上，并保持一定的客观性，这样她就可以随着投射性认同的展开来观察这个过程。只有当维姬能够在督导中清晰地表达这一冲突，她才能把自己从投射性认同中脱离出来，重新开始思考。

对防御的理解和工作

概念：防御中的缺陷

将缺陷概念化为心理痛苦之核心的心理模型，是从不同的视角来看待防御的。温尼科特的观点是，早期经验的质量决定了婴儿的自我功能发展得如何。当婴儿处于绝对共生期时，如果他的妈妈是"足够好的"，他就不需要构建原始的防御。只有当妈妈不能够充分响应婴儿的需要，或不能提供给他"促进性的环境"（facilitating environment）时，才需要构建原始的防御。这一促进性的环境，给婴儿提供了可以在其中正常成长的保护伞。没有的话，婴儿会自己发展出保护伞来，温尼科特称之为"假自体"。他认为，婴儿的"真自体"被防御性的"假自体"所保护，保护真自体免受环境失败的影响，阻止了对婴儿的需求不敏感的母亲的侵入。

现在，很多心理动力学从业者将发展的观点整合到对防御过程的运用和理解方式当中，防御系统被理解为：有利于心理发展而起作用的，而非仅仅是一种防御的方式。科胡特（Kohut，1985）认为，有的人因为心理的缺陷而缺乏安全感，很多被认为是防御的行为实际上是为了填补他们真正的发展需要。阿尔瓦雷斯（Alvarez）进一步发展了此理论，她认为，防御可以保护生活，帮助我们免于痛苦。"我们不应该把修建房子和修建围墙搞混淆了，围墙最终是围绕着房子的。我们修建有围墙的房屋，为的是把风雨拒之门外，但同时也标记、框定、维护了可以在房子里发生的是什么。"（1992，112）。她进一步建议道，一个传统上被理解为防御的机制，也许正是开始改变的信号。她认为，有时候防御性的回避有其必要性，因为防御就是他的一切，她注意到，对于还没有发展出更成熟的方式来调整自身焦虑的来访者，回避也许是唯一的解决之道。

这些观点都将来访者的问题理解为心理结构形成之前的发育停滞的反映。正如马尼-基尔（Money-Kyrle，1977）注意到的，重要的是，要区分来访者何时是因防御而做出某种行为，何时是因绝望而做出某种行为。有时候，来访者没有足够的能力使他能够面对自己的丧失或恐惧，迫使他这样做就是在要求他做他所不能（而非不愿）的事。如果直接尝试诠释其防御会损害他的应对能力，那么，试图推动这个议题可能会使其崩溃。

就技术而言，这是非常重要的启示。如果一个行为有其功能，将其解释为防御会被来访者体验为共情失败，或者更严重一点的话，体验为攻击。这会影响来访者对你的信任，使他增强防御，这就与我们想达到的目的背道而驰了。对发展缺陷进行工作，需要不同于与其他形式的防御进行工作的方法。它要求你站在来访者的角度，采用温尼科特和科胡特等人提倡的共情调谐。针对那些因早期创伤造成显著困难的来访者，温尼科特认为要提供一个促进性的环境。这提供了一个条件，来访者可以退行到能够允许自己依赖治疗师的那一点，从而发现隐藏在防御装置后面的真自体。这种干预方式更适合长期而非短期治疗，也适合比一周一次更密集的治疗强度。

如果来访者的防御系统刺激了你，你就会处于相当大的压力之下。如果某位来访者对你有强烈的认同，你可能会感到好像被他接管了，并渴望直接诠释他的行为，以此保护自己免受他的侵入。采用缺陷模式的路线，要求治疗师能够涵容、代谢这些感受，给他时间发展出心理结构，以使他逐渐开始与你分离。这基于来访者不再需要通过认同你来应对其分离焦虑，而不是基于在认知层面领会分离的重要性。

诠释所需的框架

来访者开始治疗的时候，正如他的依恋系统被激活一样，其防御系统也被激活。他需要保护自己免于你带来的威胁，你的出现不可避免地扰乱了他内在世界的平衡。这与他投入治疗或使用治疗的动机无关，而是一个人将自己暴露给别人所产生的焦虑这一正常反应，这一焦虑在治疗刚开始时是被增强了的。

> 杰里米在接受一个疗程的 CBT（认知行为疗法）治疗后被同事转介过来，CBT 并没有缓解他的抑郁。在初次会谈中，我请他谈谈他的困扰，他很坚定地回应道："我想告诉你，这与我的童年没什么关系，我的童年很棒，没有性虐待，我父母没离婚，青少年时期我也没惹什么麻烦。"当他一五一十地强调这些方面时，我确信他与原生家庭的关系是他的禁区。

重要的是，要小心你自己对一个新来访者的防御系统的反应。你并不清楚对方在保护什么。除非你已经对他有了充分的了解，否则最好不要直接挑战他的防御，尤其是像杰里米那样已经清晰地表达过的话，就更不要这样做。你对于他的功能水平和可能的防御内容的评估，将决定你怎样对其防御进行工作。不仅是对不同的来访者，即使同一来访者在治疗的不同时期，我们对其防御进行工作的方式都会有明显的不同。重要的是，要形成一个认真建构了的防御图像，并了解他思考自己的能力在会谈中和会谈间如何起伏变化。

记得这句警告：来访者需要他们的防御，过早尝试拆除防御系统是在冒险。我们要考虑下面的一些问题：

●防御是情境性的还是性格性的？如果是性格性的，指出防御就要冒更大的风险，因而你需要非常小心地逐步接近它。

●防御是自我失调的还是自我调谐的？如果是自我调谐的，你的来访者会把你直接对其防御进行工作的尝试更多体验为对他心理平衡的攻击。如果是自我失调的，则来访者有更强烈的求助动机。

●你的来访者意识到他使用防御的方式了吗？如果是，那么直接解释防御就要安全得多。防御是冲突驱动性的，还是发展性的？如果是发展性的，你的工作目标就是致力于修复发展的缺陷。你可能并不需要对防御进行直接的诠释。

●在治疗的这个阶段，让来访者面对其防御，风险如何？如果来访者非常脆弱，需要他的防御，削弱防御可能使他的问题恶化，甚至出现代偿失调（decompensation）。（译者注：代偿失调为医学专有名词，指器官代偿作用的下降或丧失。精神分析借用来指心理功能

　　　　　　　　　　对防御的理解和工作

的代偿失调）。

● 来访者与使他发展出某种特别防御的环境之接触情况如何？如果他与环境有接触，那么他更有可能使用直接的解释。

● 在对防御进行讨论时，来访者的羞耻感如何？如果他感到羞耻，他可能会变得抵触治疗。

● 防御指向内部还是外部，抑或兼而有之？如果是指向内部的，它倾向于避开那些不被接受的感受、想法、记忆和幻想。如果是指向外部的，它是用来处理与他人的斗争（或亲密）的程度的吗？

在对防御进行工作时你有多种选择。你可以选择发展性的方法来修复防御之下的缺陷，比如通过情感调谐来处理分裂。你也可以选择涵容防御，比如不去立即挑战来访者与你有关的投射，而是使用从你的反移情中得到的信息，使他知道你对他的反应。你可以决定向你的来访者指出他的防御行为，但不去诠释它。你也可以在指出之后，选择进行部分的或完全的诠释。你所选择来处理防御的方法需要建立在多种因素之上，这涉及你的决定：你在特定时刻对防御所做的工作，将是否以及将如何促进（或阻碍）治疗工作。一个经历了环境的缺陷、自体感缺乏的来访者，直接分析他的防御是不太可能有帮助的（见 Davenloo，1980）。直接分析的方法会加强他的防御系统而非松开它。一个有着更完整的自我功能的人，可能更看重的治疗方法是直接处理他的一些防御。比起你只把注意力放在共情调谐的需要上的方法来说，通过将强烈的情感与认知评价结合起来的方法，会使他更有领悟。

| 拓展阅读 | Sandler, J. (ed.) (1988) *Projection, Identification, Projective Identification.* London: Karnac. |

　　　　　　　　　　　　　　对防御的理解和工作

心理动力学评估
与构想

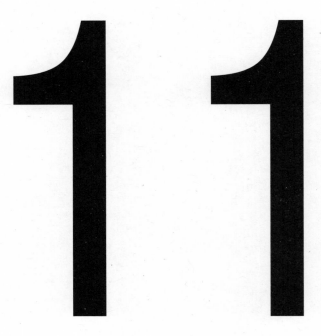

我把评估（assessment）和构想（formulation）放在一起，是基于这一事实：在心理动力学工作中二者是有内在联系的。当我们评估一个新的来访者时，会开始试着根据我们的构想作些假设，然后再评估，而评估又进一步明确了假设。尽管其他的治疗模型在一定程度上也是这样做的，但在动力学工作中，评估和构想常常可以更为清晰地描绘出治疗过程的不同阶段。在动力学实践中，它们不但紧密相连，而且持续贯穿于整个治疗工作中。这是因为我们不能指望仅仅通过几次会谈，就能接近或理解来访者的内心世界。动力学工作的本质意味着，他（来访者）持续地向我们呈现新信息，通过理解这些信息，我们逐步将片段的信息拼凑起来。这使得我们不断修正关于来访者的自我强度、客体关系、防御结构的假设。尽管如此，大多数治疗师会在治疗的开始阶段，用几次会谈来了解来访者，并对来访者的困难积极地构建一个假设。为了更清晰地思考所要求的技术，我将分开阐述评估和构想这两种功能。

心理动力学评估与构想

评估

为什么需要作评估呢？主要原因是，获得足够的信息来构想来访者的困难，以便决定心理动力治疗是否是他想要的、是否适合他，而他也有时间接受和承担风险的治疗方法。这里暗含的问题是，来访者的资源、心理结构、求助动机以及投入时间，会影响他的治疗效果。还有第二个经常被忽视的问题：你愿意和这个来访者一起工作吗？大多数治疗师都承认，他们更擅长或更偏好与具有某类困难的来访者们工作。通常来说，这与我们工作中所拥有的资源有关。有些来访者所要求的那套专家技能是你不具备的，另一些来访者也许有非常个人化的需求，而你可能觉得自己处理不好。当你不愿意与某个特定的来访者或者来访者群工作时，承认这一点是非常重要的，因为与你不愿与之工作的人一起，是很难做好工作的。即使你不得不与某个你宁愿不见的来访者工作，承认你的感受会对你的工作过程有所帮助。

评估的目的

评估的首要目的是为你提供充足的信息以形成构想，在决定心理动力治疗是否是帮助来访者的最佳途径时，构想能够指导你和你的来访者。重要的是，要避免给不适合的人提供心理动力学治疗，因为他们可能会被伤害，会感到自己浪费了改变的机会。尽管没有人能确切地知道治疗的结果，但下面这些提示可以增加短期治疗（short-term intervention）（通常少于 20 次）和非高频心理动力治疗（non-intensive psychodynamic work）成功的机会。

- 你的来访者需要具备一定的反省能力。如果他不能做到，那么，使用这种探索性的、依赖于建立联结的方法对他来说可能就很困难。

- 他需要有建立和维持关系的能力。如果他很少有这样的经历，那么，他就不太能够维持心理动力的治疗关系，因为这一关系需要管理情绪挫败的能力。

- 他需要有足够的自我强度去管理由移情关系引起的原始需求和渴望。否则他可能很难管理在治疗中被扰动的感觉。

- 他需要有改变的动力，能够为进行心理动力治疗的决定承担责任。虽然在治疗的某些阶段需要你来维持动机持续下去，但在评估阶段需要来访者有明显的动机。否则，你可能会变成来访者的辅助性自我功能，而去维持他的状态。

- 他需要以现实的态度看待治疗能做什么，做不到什么。尽管很多来访者渴望一根神奇的"魔杖"，但他也需要意识到快速改变只是一个幻想。

- 他自我伤害或见诸行动的风险需要在某个限度之内，这个限度是治疗和治疗设置所能涵容的。否则，你需要考虑，是否需要其他机构介入，或者，你的来访者是否需要接受另一种治疗。

●他需要能对自己的历史进行合理连贯的叙述。这被称为自传能力（autobiographical competence）。对人物、事件、时间非常迷糊的来访者，不大可能能够使用短程治疗，可能需要长程高频的心理动力治疗（long-term intensive psychodynamic therapy），或者像心智化疗法（Mentalization-Based Therapy）这样的备选的治疗模型。

●如果你在针对短程治疗作评估，你需要确认治疗工作具有明确的焦点，而且你的来访者有动力为之努力。

评估是一个双向的过程。就在你评估是否能够与来访者一起工作时，他也在评估你。双方共同作出决定，这是很理想的。但是，心理动力工作并没有放弃"专家"的位置。如果你不认为来访者会在心理动力治疗中获益，你需要明确说明，并对来访者解释你的理由。这需要用到你建立在学识和受训背景之上的权威。

莱玛（2003）提出了一些事情，你需要在评估过程中去做，这可以帮助你和来访者决定心理动力学技术是否对他有用。

●你的来访者需要知道他正在被倾听，他的困难也被严肃对待。

●你需要了解是什么原因使他前来寻求帮助，他想要改变的动力如何。你可能在初次访谈中没有发现来访者真正想要被帮助的是什么，因为，人们会刻意地只用较小的困难作为前来治疗的理由，这样的情况并不少见。来访者前来求助的真正原因可能要等到他感觉完全信任你的时候才会暴露出来。

●有关来访者的发展史和现有的功能水平，你需要获得足够多的资料，以便对他问题的起源和维持形成初步的构想。

●你需要对心理动力治疗的风险水平进行初步评估。这包括他自我伤害或代偿失调（崩溃）的风险，以及伤害他人，包括伤害你的风险。

●你要确定你能够提供的帮助方式是否对来访者有用（短期与长期治疗，还有会谈的频次）。比如，你可能得出结论：某个来访者适合使用高频长期治疗，但是在非高频或短期治疗中会遭受创伤或被更深地伤害。

●你需要让你的来访者感觉到心理动力方法是怎么工作的，这样他就可以作出一个知情决策：心理动力治疗是否是他能使用的方法。这包括保持分析性的框架和态度，同时提出尝试性的解释。

●最后，你需要能让你的来访者感到你已理解他，也需要能带给他希望——即使是，你建议他不做心理动力治疗，或者，即使你觉得你们俩不适合作为一个治疗配对。

你如何进行评估将为你们未来一起工作定下基调。尽管你需要在评估阶段收集信息，但是，如果你是通过列表式的提问来获得信息，那么，你建立的工作模式是与心理动力方法探索性的本质不相符合的。你要确保在评估阶段，同时致力于和来访者建立对称关系和不对称关系。这表明，你既与他的成人自我相接触，也在与他的需要与焦虑相接触。这涉及询问一些直接的引发信息的问题，比如"你能和我谈谈你最早的记忆吗？"，也包括使用反映（reflecting）、探索、澄清，以及联结童年需求的技术。

资料来源　　　　　　　　评估期间收集到的信息开启了构
想的过程，这会引导你进一步寻
求资料，或者澄清到目前为止你理解到了什么。评估过程中，你有
两种主要的信息来源：来自来访者的信息以及来自你的反移情的信
息。你可以获得的其他信息来源包括：基于心理动力理论的心理测
验、医学或其他记录以及转介者提供的书面或口头信息。

结构化评估

利珀（Leiper，2006）明确了我们在评估中需要考虑的四类议题或
者四种视角，这有助于个案构想。

动力的视角（*dynamic perspective*）认为所有的行为都有其目的或动机。
它聚焦于：症状何以既是在解决难于忍受的冲突，也是对问题本质
的象征性表达。

> 克莱尔来找我咨询，因为她工作不开心，却又没信心申
> 请别的工作。在评估会谈的中途，就在我给了一个尝试
> 性的诠释而她感到很有帮助之后，她突然抓起放在地上
> 的外套抖动，说她担心蜘蛛会钻进去。她说她有蜘蛛恐
> 惧症；她很烦恼，这大大地限制了她的生活，包括回避

　　　　　　　心理动力学评估与构想

去很多国家旅行。我的假设是克莱尔的恐惧症是一种象征性的表达：她害怕被攻击性地侵入，这种恐惧被投射并体现为害怕会有蜘蛛钻进来伤害她。显然在评估中我进行了有帮助的干预，她将其体验为侵入而感到恐惧。这向我提示了她的自体感的脆弱。

发展的视角（*developmental perspective*）认为：我们过去的经验是理解现在在发生什么的关键，因为我们过去的经验决定了我们所创造的心理模板，心理模板是我们的早期经历的结果，这将导致对未来关系的预期。

> 65岁的乔纳森说，自从两年前老伴去世后就"有点低落"。他们结婚40多年，很少分开。在评估中他解释说，他的早期依恋关系经历了好几次中断，尤其是他出生的第一年。我假设他早期发展任务中整合的功能可能受损。乔纳森表面上功能良好，但是我警惕于他表层下面隐藏的脆弱性可能比看得到的更大。然后，我把评估的方向转向寻找他曾难以应对的其他时期，以及他使用什么防御来处理。我需要考虑，他是否会觉得非高频治疗足够涵容，我是否能提供高频治疗，他是否需要高频治疗。如果需要高频治疗的话，我提供高频治疗的能力如何，这决定了是我为他提供治疗还是转介他人。

利珀接着将我们的注意力引到了**结构的视角**（*structural perspective*）。这个视角与心灵的内在部分主导外在部分有关，也与内在现实与外在现实的平衡有关。然而，心理健康是与个体对世界既更加现实，又更加灵活的反应联系在一起的，而心理困扰与较少接触现实、较少灵活的反应联系在一起。

> 回到克莱尔，她的恐惧症是一个提示，体现了当时她的内部现实对她的自我功能的主导程度。从外部现实的角度来看，她绝不可能被我咨询室里的一只蜘蛛伤害——当时并非蜘蛛出没的时节，不可能会有一只蜘蛛钻进她的外套，英国也没有毒蜘蛛。恐惧症的存在，是未与现实调和的、强大的投射机制的信号。克莱儿将侵入性的客体投诸自体之外，这早早地提示我，她将很难将我体验为温和善意而非侵入性的客体。

利珀的最后一个视角是**适应的视角**（*adaptive perspective*），这包括评估来访者当前生活的方式，该方式反映了所讨论到的、关键的发展性和动力性主题。他提醒我们花时间在评估中去考察来访者所做的成功的妥协，以及来访者管理发展性的创伤的方式。来访者前来寻求治疗经常是在这样的时候：因为发生了一些事情，瓦解了他们常规的应对机制，使得帮助他们处理自己内部冲突和心理痛苦的动力性"妥协"（dynamic "compromise"）不再起作用了，这个时候他们就会寻求帮助。

> 乔纳森与妻子的亲密关系在他们多年的婚姻中起到了显著的保护作用。妻子曾经涵容了他失去其他重要的人的焦虑，这使他熬过了早期分离，比如孩子们离开家庭。

心理动力学评估与构想

然而，妻子的离世夺走了他应对焦虑的保护伞，他再也不能处理恐惧孤独的感受了。

风险评估

尽管风险评估是任何评估都不可分割的一部分，而且贯穿于整个治疗，但我还是觉得需要单独考虑它。对于你的来访者来说，有两种风险。一种是他的防御结构崩溃，使其陷入了代偿失调。这种情况下，评估风险就是去确定对方的自我强度及其防御结构的脆弱和僵化程度。另一种风险是他的自我伤害，或者他将会伤害你或其他人。

有时来访者会公开说想死。然而，就算这方面没有明确讨论，我也总是会留心的，新的来访者很可能因极为痛苦而想要自我伤害。如果它出现在会谈材料中，或者我对其有反移情的担心，我将会问更直接的问题。如果来访者告诉我说他很抑郁，或平淡地说他感到自己被击垮了，或感觉任何事情都没有意义了，我会主动地探寻风险的问题。我可能会这样回应："我想，是不是你感觉事情是如此糟糕，以至于你想到要伤害自己，甚至想到要结束一切？"同样，如果他告诉我他的生活故事/梦，其潜在内容表明了自杀的想法，我会进一步探测以便评估风险。我可能会以这样的方式表述："你告诉我了一个故事/梦，好像与事情要结束有关、与死亡有关，我想，是不是在某些方面你希望你能结束自己，你不想再继续下去了？"其他情况下，我会感到自己对来访者的安全很焦虑，尽管会谈中没有出现任何相关材料。这种情况下我通常会询问来访者自我伤害的可能性，就像是评估的常规部分一样。根据来访者的反应，有理由去关注以下方面：

●**阶段一：**这涉及来访者谈论无助感和无望感，或者表达生活不值得继续活下去。你需要确定他是否已经有了伤害自己的念头。处于痛苦中的来访者表示"不想再活下去了"，这一点儿也不少见。假如他不是那种你评估过的、具有很差的冲动控制能力的人，这些感觉本身不应该导致太大的恐慌，那么，用讨论其他痛苦感受一样的方法，来与你的来访者探讨这些感觉就可以了。实际上，对于来访者而言，能够告诉你这个害怕的内心状态，而且感到你能够涵容它，这对他而言就可能很重要了。能够直接讨论自杀意念是治疗的重要部分，在此自我伤害的实际风险相对来说是低的，这就是心理动力执业者常规性地要处理的不确定性之一。然而，你也要警惕来访者的感受在下一阶段逐渐增高的可能性。

●**阶段二：**在评估中，如果来访者说他感到不再想活下去了，你需要询问，他是否想过要把感觉付诸行动。如果他回答"是的"，那情况就严重多了，你需要确定他是否已经制订了自伤或自杀的计划。如果他还没有制订任何具体的计划，你可以和他签订协议：如果他的感觉更糟糕时，或者他开始制订具体计划时，他要让你知道。你还需要了解，他是否有足够的冲动控制力，以管理他逐步上升的

心理动力学评估与构想

自我伤害意愿。通过在治疗中使用移情外诠释，你可以更加支持性地治疗，直到建立起强有力的治疗联盟，能够评估他如何应对治疗中的变迁。心理动力治疗中的移情诠释，乃至设置本身，都可能给来访者虚弱的自我更深远的压力，增加代偿失调或见诸行动的可能性。

● **阶段三**：如果你的来访者在评估中透露，他正在制订具体的自伤计划，你需要非常严肃认真地对待。此时，这几乎确定无疑是心理动力治疗的禁忌了。你需要足够有经验，并且有合适的后援，才可以考虑与这一危机水平的来访者工作。如果你缺乏经验或是单独私人从业，这样的来访者肯定不是你可以接手的，他们只能去见临床背景中的治疗师。

自杀意念可能在治疗的任何阶段出现，一位在评估中未出现明显危机的来访者，可能会在治疗的稍后阶段出现自杀危机。这就是把风险评估贯穿治疗始终是如此重要的原因。

上面这种分阶段的方法，也同样适用于伤害他人的风险评估。但是，如果来访者在治疗的早期就谈到其伤害治疗师的幻想，我会将其视为非常严重的问题，除非转介来之前的治疗对其愤怒或暴力有非常明确的帮助，否则，这几乎就是治疗的禁忌症了。随着治疗的进展，来访者体验到对治疗师强烈的攻击和暴力幻想，这并不罕见。在强有力的治疗关系和清楚了解来访者的冲动性的背景下，来访者表达对治疗师的攻击幻想就是心理动力治疗的部分材料。然而，它也有一些附带条件。攻击性不应该被行动化，而是要口头表达出来。当攻击的幻想在治疗关系早期就表达出来，这说明来访者在管理现实和幻想的边界方面有很大的困难。有时这样的信息并不直接，就像下面的片段所展示的那样。它描述了发生在我职业生涯早期的一段经历。也许我应该补充说明一下，这一经历因为如此非同寻常，因而令我难以忘怀、值得注意。

> 莱恩先生，45岁，单身，因为抑郁被全科医生转介来接受私人心理治疗。我当时的咨询室是我家楼下的一个房间，我通常会在家里没人的时候在那里工作。在首次评估会谈中，莱恩先生向我谈起他的抑郁，以及生活中的困扰和悲伤。通常我会感同身受，对其困境充满关切，但是这次我却越来越聚焦于一个事实：他坐的椅子横亘在我和门之间，而家里只有我一个人！由于比较缺乏经验，当时我没能像我现在希望的那样，马上清晰意识到自己知觉到了危险。
>
> 想到还要再见他，我就很恐惧。实际上，当我想到他时，我会体验到一些黑暗的、很不舒服的东西。第二次会谈中，莱恩先生告诉我他曾经特意找女治疗师治疗，因为他认为可以从女士那里得到最好的帮助。然后他开始详细描述他伤害女性的暴力幻想。他和女性的关系是施虐—受虐的关系，一旦他告诉女性自己的幻想，就会被对方拒绝。然后他告诉我第一次会谈后，他对我产生了施虐幻想。他想拥有与一个女人在一起的体验，而这

> 个女人能够接纳他的幻想，这就是他寻求治疗的目的。在第一次会谈中，我的反移情已经警告我来访者很危险，但我当时没有意识到我的反应的重要性。如果意识到了，我就会明白，如此强烈的反移情就是在我所工作的环境设置中与这个男人工作的禁忌症。

花一点时间思考如何保证自己的安全，这是非常重要的，尤其是当你是私人从业者，或者要获得帮助还有一定的物理距离的情形下。尽管与绝大部分来访者工作是安全的，但我们也的确要冒险与来访者的无意识扰动进行工作。风险几乎总是在可接受的水平，然而，适当地承认：我们是在对未知进行工作，因而采取一些明智而相当直接的步骤，最大限度地保护我们自身的安全，是非常重要的。

- 确保你的椅子离房门最近，这样必要时你可先逃出房间。
- 安装一个从你坐的位置很容易就够得到的报警器。
- 在有其他人在场的前提下接待新的来访者，尤其在来访者之前并未作过甄别的情况下。
- 注意你的反移情。你可能在你或你的来访者有意识地觉察到危险之前，就无意识地察觉到了。

构想

构想就是一种假设，它将一个人的困难的缘起和维持与一套可以解释它的理论联系起来，然后用于指导治疗工作。正如艾芙琳

（Aveline）所指出的，构想提供了治疗工作的整体观念，它"不但作为治疗的地图，还指导着选择哪一幅地图"（1999:202）。

构想服务于一系列的目标，尤其对如何选择和指导干预有帮助：

● 构想阻止了未基于理论的"野路子"的胡乱推测；也许其他人未必同意你的构想，但是他们却能够看到你是如何达成这一构想的。

● 构想有利于对如何进行治疗作出决策。比如说，你的构想能决定你在跟来访者工作时，是采取更为诠释的立场，还是更为发展性的立场。

● 构想有助于我们预测可能的干预效果，应对治疗中的挫折（setbacks），因为这些挫折可以通过再构想而被理解。

● 构想可以帮助我们确定治疗成功的标准是什么。

建立心理动力构想

莱玛（2003）将心理动力学构想的成分总结如下。

第一，构想要做到：对来访者所关注的问题作描述；第二，它将问题置于发展的框架下来考虑：气质性格、天资禀赋（physical givens）、创伤经历、生活事件、过往与现在的关系以及社会文化因素；第三，它识别出在来访者关系中重复出现的主题或冲突，包括来访者与自己、与他人、与自己的身体或与工作之间的关系。

莱玛（2003：169-171）还设定了指导构想的六个步骤，这个方法很有用，在你开始构想时，可以帮助你覆盖所有你需要涉及的方面。

●**第一步**：你要从来访者的视角描述问题，并确立其"核心痛苦"的本质：他最害怕或最想逃避的是什么。

●**第二步**：描述问题所带来的心理代价。它包括来访者行使功能的能力如何被影响，以及他对自己和他人的感知如何被扭曲。

●**第三步**：将问题置于历史的、环境的背景下来进行描述——通过辨识相关因素，包括是否有创伤史；影响创伤如何被处理的发展性的因素；来访者的家庭系统、他在其中的位置以及其他相关的生活事件。它还包括：了解可能对来访者心理问题有影响的生理特征，比如疾病或残障。

●**第四步**：描述来访者占主导的、反复出现的客体关系模式：通过询问你的来访者——他是如何在与他人的关系中体验自己的——你就可以确定何种客体关系主导着他的内部世界；在来访者的世界中，谁对谁做了什么，以及来访者体验到的相关情感是什么；这些内部客体关系如何体现在来访者当下的生活中；以及他们如何在移情关系中体现出来。

●**第五步**：识别出来访者是如何保护自己以避免心理痛苦的。它包括他管理内心痛苦的习惯方式，以及他主要使用前俄狄浦斯防御，还是俄狄浦斯防御。

●**第六步**：识别治疗目标。它包括识别来访者想要的和（或）需要的帮助的类型，以及可能发生的后续变化。你还要能够说明向来访者推荐或不推荐心理动力疗法的原因。

对汤姆的困难进行构想

从汤姆的视角描述问题：汤姆体验到如此强烈的焦虑感，以至于他无法参与到社会关系中去。例如，由于他对其牙科病人会产生焦虑，害怕与其他同学坐在一起听课，因此他很难进行牙医课程的学习。他感到与社会隔离了，对此他很不开心。

问题的心理代价：汤姆觉得自己与人关系疏远，这让他感到孤独、不被需要。他还感到抑郁，并尝试用酗酒来进行自我医治。这使他挣扎于自己的实际行为与其自我理想之间，这造成了他的内心冲突。

汤姆问题的背景：汤姆年幼的时候，体验到很高水平的焦虑感，这与妈妈的可得性（availability）不可预测有关。他最早的记忆是：他呼唤妈妈而她却不在那里。当他稍大一些的时候，妈妈经常在与爸爸吵架之后离开家。他被留在混乱和焦虑的状态中，无法理解妈妈为什么会离开，害怕她不回来了。由于爸爸退缩到他自己的世界中去了，他感觉妈妈不在的时候没有人可以依靠。最终，汤姆学会了关闭自己的情感，这让他感到非常孤独。

当汤姆在南美遭到攻击后，那种被抛弃的感觉重新被唤醒了。由于和旅伴发生了口角，在被攻击的时候他孤立无援。当时他担心自己会在攻击中丧命，这种感觉破坏了他有能力照顾好自己的信心，这对他自己不会受伤的感觉无疑是迎头一击。当汤姆开始自己的学业时，他的父母返回了加拿大，这对他打击更深，他再次感到自己被抛弃了，他失去了安全感。

汤姆占主导的、反复出现的客体关系模式：汤姆对客体最重要的体验是：他们是靠不住的、无法信任的、得不到的。他的内在客体关系是与这样一个客体的关系——不会认真对待他安全的需要和被保护的需要。还有证据表明，汤姆曾经体验到有人以性的方式发出亲昵的邀请，以至于他感到被客体诱惑了。这可能使他陷在害怕被抛弃或被诱惑的感觉之间，被这个感觉淹没了。格拉瑟（Glasser，1979）将这称为"核心情结"。还可以假设：汤姆通过回避或远离客体，防御性地认同了他缺席的、抛弃孩子的母亲。

汤姆如何自我保护：汤姆发展出了很多管理其内在痛苦和客体关系的办法。他试图通过控制自体和客体及调整他们之间的距离来应对。这体现为治疗早期他的迟到，他试图把自己的时间强加于会谈，从而调整他与维姬在一起的时间。他还通过回避并（或）贬低所有的关系来调整距离，就像他对之前的治疗师做过的那样。他不指望客体能够涵容自己的痛苦，而是依靠酒精来自我医治，这给他带来了安全基地的感觉，但这是病理性的（Holmes，2001）。从内心层面来看，汤姆使用防御机制来处理自己的痛苦，比如，通过分裂，他将痛苦的感受从事件的记忆中分离出去。他也使用了否认的防御，例如，他对维姬说，他不介意把自己的故事对另一个治疗师再说一遍。他还使用了投射，他把能够照料自己的焦虑投射到外部世界，进而在外部世界中体验到威胁感。

治疗的目标：治疗的其中一个目标是，通过内化维姬这个能够抱持汤姆、涵容其痛苦的客体来帮助他发展良性的保护伞。另一个目标是修通、整合他的被遗弃和被攻击的创伤体验。既然有证据显示汤姆使用了大量的原始防御机制以保护自己免受痛苦，那么，治疗一开始，治疗师将更倾向于母性的（发展的）而非父性的（诠释的）功能。基于同样的原因，汤姆需要有机会进行长期治疗，而非短期聚焦治疗。

心理动力学评估与构想

拓展阅读　Doctor, R. (ed.) (2003) Dangerous Patients: *A Psychodynamic Approach to Risk Assessment and Management.* London: Karnac.

管理治疗过程

12

结构化会谈

很多治疗配对会就会谈如何结构化这个方面建立可识别的节奏；同时，随着来访者以不同的方式使用其治疗师，以及治疗师将自己提供给来访者使用的方式上的改变，会谈结构也会在治疗进程中发生变化。

会谈的开始

自上次会谈之后，发生了什么或想到了什么——会谈的开始阶段常常是"回顾"（catch up）这些内容的阶段。大部分来访者是带着桑德勒所谓的"分析外壳"（analytic crust）前来的，它是在上次会谈工作中生长出来的。来访者需要时间放松自己、让自己再次使用分析空间。如果之前的会谈非常重要，表达了强烈的正移情或负移情，开始会谈、再次使用分析空间就会变得尤其困难。来访者对自己和你都体会到挫败感，他们没办法立即回到上次会谈的部分，而这样的情况并不少见。他们需要人帮助才能处理丧失的感觉，因为他们感觉与治疗师建立了亲密关系，而后又失去了这个亲密感。

管理治疗过程

有的时候，"开始"会占用一次会谈的大部分时间。温尼科特曾经描述过一位来访者，他总是在会谈即将结束的时候才开始那一次会谈的工作。还有些时候，来访者在实际到达之前，就已与其"脑子里的治疗师"开始会谈了。带着途中的预演，他们一头扎进会谈，一旦与治疗师一起待在治疗室里，他们就不得不去适应这个活生生的治疗师。尤其重要的是，在会谈的开始采用技术来建立框架，尤其是中立和节制，可以帮助来访者回到使用分析空间的状态。然而，你不应把会谈的开始当作不重要的、"热身"的阶段来对待。在会谈的开始，需要谈论的重要议题要么是被来访者直接说出来，要么是拐弯抹角地提及——有时就在你陪着来访者走进咨询室的时候，这样的情况也很多。

会谈的中间阶段

这个阶段是来访者已经适应了这天的治疗工作的时候。来访者深深地参与到会谈工作之中，他们可能会进入一种荣格学派称作"儿童时间"（child time）的状态，虽然时间在流逝，他们却感觉不到会谈快要结束了。在会谈的这个部分，你所需要的技术是：那些将涵容和解释结合在一起的，能够维持分析空间以便来访者可以在其中工作的技术。

我们工作中很重要的一个方面在于促进情绪的暴露——这是我们所做的工作中关键的功能，我们需要确保会谈的流动向着情绪暴露的方向。暴露的时机很重要，暴露发生在这样的时刻：来访者已经准备好了解自己的真相或者准备好了解他与别人的关系，在此之前他不允许自己了解这些内容。通过你与来访者的互动，你的部分技术在于甄别这个时刻何时到来。要达成这样的情况，需要通过分析性的耳朵来倾听，允许你自己的无意识与来访者的无意识同调。

我现在要谈谈我们所说的会谈深度指的是什么，以及在一次会谈中如何概念化其深度。考克斯（Cox, 1978）区分出暴露材料的三个阶段：无意识地暴露、有意识地隐瞒和有意识地暴露。深度工作的过程涉及为来访者提供条件，使来访者能够允许自己的无意识材料浮现于意识之中，并分享给治疗师。这样，你就推动着来访者做了靠他自己做不到的事情。

与其说是来访者陈述的内容，倒不如说是他谈论某个话题的方式更能区分他工作的深度。他的情感体验是深度的指标，而情感体验会通过他的身体语言、保持眼神接触的能力，以及他的叙述变得迟疑的程度体现出来。举例来说，某位来访者可能说到自己对嫂子的性幻想，并将其视为一个笑话；换一个人可能会认为这是自己终于开始幻想的一种释放；但第三个人可能会因为自己有这样的幻想而深感羞耻。这些例子分别体现了考克斯所谓的暴露的三种水平——琐碎的（trivial）（日常的评论，如"今天早上有点冷"）；中立的一个人的（neutral-personal）（关于事实的评论，如"我出生在柏林"）；或者情绪的一个人的（emotional-personal）（评论是关于自己的、与情绪相关的、不容易说出口的，如"我5岁的时候，妈妈离开我了"）。

一个表面看来像是水平一或水平二的自我暴露，实际上可能处于第

管理治疗过程

三水平，我们要对此保持敏感。如果你的来访者是犹太人，而正好出生在第二次世界大战前，那么"我出生在柏林"就可能是非常重要的自我暴露。再比如，"今天早上有点冷"，对于一个以往从来不允许自己有任何身体需求的来访者而言，可能具有很真实的重要性。根据定义，水平三的暴露不容易做出来，所以识别看起来像水平三的"伪暴露"就非常必要。比如"我5岁的时候，妈妈离开我了"这句话，可能以一种情绪强烈的、可能过于戏剧化的方式说出来，而这是为了引起你的注意，其真实的情感被隔断了。在这种情况下，来访者这样做是因为他想要自己被注意到，并且这种需要能得到你的承认，这使他卷入第三水平的暴露之中，而这也正是他需要帮助的地方。

有些治疗师把"深度"概念化为意识的层级，认为我们无意识的某些部分比其他部分更容易接近。通常而言，为了进入无意识，我们经常要对前意识进行工作，前意识是最接近意识的部分，即，博拉斯所谓的"未经思考的已知（unthought known）"（1987）。尝试着将你对无意识材料的观察限制在前意识水平，这是非常重要的。如果你试图对更深（无意识）的材料作出诠释，来访者可能在情绪或认知上不会觉得它说得通。最好的情况下，这也会引发来访者的困惑，因为你的解释没有与对他而言任何有意义的东西相关联。最坏的情况是，当他对你的反应要么完全拒绝，要么"因为你知道得最清楚"而顺从你的时候，你将面临疏远来访者的风险，或诱导他顺从的风险。

会谈的结束

会谈的结束会被来访者体验为回到冰冷的现实，因为他不得不放弃自己是你生活中唯一的关注点的幻觉。对于有的来访者来说，应对接下来不可避免的分离可能是非常痛苦的。我们在结束阶段对时间边界如此谨慎关注的原因之一是，来访者需要了解会谈什么时候就要结束了。因为，你所知道的会谈将在几分钟内结束这一情况会很微妙地传递给他，正如任何无法明确会谈何时会结束也会传递给他一样。

我自己被分析的体验，以及我的来访者们给我的反馈，都让我意识到，会谈面临结束时会发生微妙的变化。观察我自己在会谈结束时的反应，我注意到：我的声音变得轻柔，停顿的时间更长，更不愿意作出会带来明显影响的诠释。这是我自己知道结束临近时的特殊反应，我不提倡把这作为一种方法来学习，也不提倡别的咨询师也采用这个方法。

如果来访者不知道何时结束，他就无法开始准备与你分离。会谈突然结束，不一定会有问题；像任何其他事情一样，对于会谈突然结束这一情况，不同的来访者会有不同的反应，而每一次的会谈也可能有所不同。但是，在来访者还没有准备好的时候结束，会使他感到自己被突然扔掉了，而这会带给他痛苦和被羞辱的感觉。在一次会谈中，有些来访者想要知道会谈进行到哪里了，如果他们非常希望这样，我会在他们能看到的地方放一个钟。若有来访者为结束而非常困扰或苦恼，我会提示他说"会谈就要结束了", 从而对我们的关系的断裂即将到来给予应有的警示。这并非我的常规做法, 但对于某些来访者来说, 这样做就是在我们共同工作的某些特殊时刻为其提供防护伞。

你如何管理会谈的结束, 对于你的来访者来说, 总是意义重大的。尽管我绝不提倡, 仅仅因为结束时间到了就在来访者话说一半的时候打断对方, 但我也确实感到, 缺乏对时间边界的谨慎维护, 最终会破坏来访者的安全感。我在职业生涯的早期就深切地明白了这一点。我曾偶尔允许一位来访者的会谈时间延长 5 分钟。我非常清楚地知道, 对她来说, 与我一起的时间是多么宝贵, 我也发现如果她沉浸在某种情绪或事件中, 我就很难打断她。有一天, 在准时结束了会谈后, 她抱怨说, 她不清楚与我相处时她的位置在哪里。我们分析了这与什么有关, 她吐露心声道: 我有时会给她额外的时间有时又不会, 对此她感到很困惑。她得出的结论是我提供额外时间给她与那天我是不是喜欢她有关, 而她想不通为何我会在某天更喜欢她一些。这使她困惑于自己应该怎么样做才能讨我喜欢, 这样她就可以 "挣得" 额外的时间。她缺乏足够活跃的心理理论 (theory of mind) 来想到: 我这样做的动机是基于我的内在决定, 而不是被她的行为安排出来的。通过打破时间界限, 我把另一个层面引入了结束会谈的过程。幸好我的来访者足够勇敢, 能与我讨论这一点, 从而引发出一些非常具有建设性的工作。然而, 别的来访者可能不会告诉我, 那么我的行为就有可能导致治疗的僵局。

一些来访者无法忍受分离，他们需要感到结束处在自己的掌控之中。当他们感觉到时间快到了，就会突然变得很痛苦，或者谈论某些令人不安的话题，要是这时候结束的话，你会觉得自己很残忍。因而，结束会谈很重要，要注意方式，不要让来访者感到自己被抛弃了。我一般会这样说，"很抱歉在你心烦意乱的时候打断你，但是现在我们的确需要停止了，也许我们可以下次再谈这些"。之后我可能会提议：他在离开前也许需要花1分钟时间收拾好自己。如果你的来访者在结束时反复提到痛苦的材料，或者告诉你一些非常令人不安的事，你需要主动提及这一点。你可以在下次会谈的开头重拾话题，或者你可以从他所谈到的材料中找一些东西，以便给你一个机会与他谈论这个事情。

另一个经常遇到的问题是：来访者在会谈结束后拖延时间不肯离开。其方式可能是站在咨询室门口继续会谈；也可能是抛出一个"行政"话题，比如需要取消一次会谈，或宣布要外出度假；或者是花挺长的时间写一张支票。这可能会使治疗师产生强烈的情绪，尤其当治疗师在会谈期间有事情需要处理的时候。治疗师如何得体地处理这种情况是个很大的挑战。将这些"额外会谈"的议题回归到会谈中去是非常重要的，因为，来访者通过将那些额外的会谈当作好像是不相关的话题，从而否认了治疗框架的重要方面。对于这种情况，我通常会这样回应："我们会在下次见面时回到这个话题，届时我们可以特别注意这一点。"如果来访者还是反复拖延结束的时间，我会对此进行评论："我们需要在下次会谈中讨论此事。"重要的是，要设置限制，同时也要提供解释。如果你只是对拖延作了解释，却没有展现出你维护边界的行为，那么你传达给来访者的将是混杂的信息，而这是令来访者困惑的。

尽管一些心理动力治疗师会将访者送出咨询机构，而我只是在治疗室内与来访者说再见。我这么做，会使得那些有分离问题的来访者的离开更加困难，但是，这表示我与来访者的关系被设置界定在治疗发生的场合。送来访者到咨询机构门外，可能会成为含蓄的邀请：邀请他在咨询室外继续会谈，或与他产生更为社会性的关系。

治疗的阶段

任何来访者的治疗都包括一个约定的时期，一个完成大多数工作的时期（无论是否是时限性的治疗），以及来访者和治疗师都意识到即将结束的时期。每个阶段都有其自身的特点。

初始阶段

在大多数治疗中，初始阶段持续时间有限。它开始于第一次会谈，结束于初始阶段的任务完成之时。在这个阶段，你和来访者开始了寻找共同语言的过程。同时双方都在清楚地表达对对方的期待，并不断调整，使双方能在一起工作。我发现依恋理论尤其有助于理解这个阶段。它将治疗的开始概念化为依恋的危机期，在此时期，当出现某个来访者认为更有力量的人，使他得以面对自己的脆弱之时，依恋系统就被激活了。而作为治疗师，你的任务是：通过为来访者提供情绪可获得性，从而为来访者提供安全基地（Bowlby，1988），而这反过来又会促进他开始探索自己的内在世界。初始阶段具有矛盾冲突的特点，来访者对于治疗师是不是那个合适来帮助自己的人很矛盾，来访者也还有其他的阻抗。早期移情具有不稳定、不固定的特性。格洛弗（Glover，1955）形象地把治疗初期的移情比作把指南针放在桌子上：指针先是急速摆荡，然后慢下来，最后稳定地指向北方，治疗师就是指针最终所向。他把早期移情叫作"浮动的移情"（floating transference）。对那些接触到外部现实的来访者而言，初始阶段的工作常常表现出遵循社会世俗规则来进行社会交往的特点。来访者一般来说显得彬彬有礼，把对治疗师的真实想法藏在心里，那些特别不安或强烈的想法尤为如此。

中间阶段

绝大多数作者都同意，当治疗联盟建立，移情被"汇集"起来，初始阶段则随之结束。意思是，一旦格洛弗的指南针开始固定，随着移情在与治疗师的关系中显现出来，浮动的移情会联合起来反映来访者的核心困扰。来访者开始说一些一般来说不适合社交场合的话，并且他相信你会当成自由联想、而不是粗鲁无礼来理解，这就可以作为第二阶段开始的标志。某位来访者通过这样的方式宣告了初始阶段的结束——她向我抱怨道：她无法理解我怎么会把前门新刷成这种颜色。

中间阶段是完成大部分治疗工作的阶段，其持续时间可以是几周、几个月，也可能持续数年，这视来访者的需要以及你的治疗框架而定。在这个阶段，你的来访者会越来越清晰地意识到自己的问题的本质和需要作出的改变，其治疗目标会随之发展和变化。当你们管理治疗工作的高低起伏之时，你们会一同经历关系的变迁。

在长期治疗中，中间阶段是对你作为治疗师的能力，乃至忍耐力的考验。面对强烈的移情、反移情体验，保持分析性的态度对治疗师来说是重大挑战，尤其和那些创伤严重的来访者一起更是这样。这个阶段的一个基本任务，是涵容来访者的焦虑和困难，忍受治疗关系受挫和治疗进展痛苦而缓慢。另一个任务是诠释，视来访者在那一时刻的需要而定，诠释的取向可能是缺陷的，抑或是冲突的。

结束阶段

首先我要区分停止（stopping）和结束（ending）。停止治疗指不再参与会谈。但关于结束，需要思考的问题是：曾经开始的治疗过程，将在什么时候结束？或者实际上是否真的结束了？治疗结束的标准之一是：来访者已经充分内化了你的功能，或者将你作为新的客体，这样他可以持续进行心理探索的过程，在没有你的情况下继续成长。有证据显示，改变在治疗结束之后仍在发生，治疗的结束导致了心理成长的增加。

那么我们如何知道何时可以停止治疗呢？这方面的论述很多，我以埃切戈延（1999）提出的三个与结束相关的因素来开始这方面的讨论。

治愈的标准是什么？短期治疗和长期治疗在这方面是不同的。前者的治疗目标是被限定的、在治疗的开始阶段就被具体化了的，比长期治疗更容易评价。长期治疗的目标更加宽泛、不易具体化，且很可能随着时间推移而发生变化。大多数长期治疗的工作中治愈的定义涉及增加自我整合以及提升自我强度，并根据治疗师所使用的治疗模型进一步阐述和框定。一位克莱因学派的治疗师，可能会以生命头一年里偏执和抑郁焦虑的修通作为取得良好进展的成果。另一位使用温尼科特模型的治疗师，则会认为真自体的发展是治疗的主要目标业已达成的标志。

来访者准备好结束治疗的指标有哪些？这仍然部分取决于理论上你对心理健康构成的理解。一个指标是：来访者的症状不再成为问题。不过，症状缓解并不构成结束治疗的充分条件，继续存在残余症状也不代表治疗失败。其他的指标包括：改善来访者的家庭与社会关系，以及来访者与其自身的关系；诸如焦虑、内疚、羞耻等情绪应该较少成为问题；也要有你的来访者把你内化为好客体的迹象。来访者要能够面对其真实的自身及其真实处境而没有过度使用防御。他应该更多接触现实，包括移情关系。语言方面的指标也应该明显地看到，包括他能以连贯的方式叙述他自己的故事，并具有恰如其分地详尽阐述故事的能力。

若要结束，应该考虑那些技术因素？ 即，在什么时间，以什么方式结束的问题。这要求你和你的来访者都认为他已经准备好进入收尾阶段的工作。完成结束任务所需的时长因治疗的深度和广度而有所不同。对于每周一次、持续了一年的治疗，你至少需要一个月，甚至两个月才能结束。如果你对来访者的治疗频率更高、持续时间更长，你可能要一年甚至更久来结束。在长期治疗中，为结束作准备与设定结束日期是两回事。虽然可能需要花很长的时间来做结束工作，但是对来访者设置可以想得到的结束时间依然很重要。设置的日期过于遥远，会令人难以想象，结果就变得没有意义了。尽管如此，设置的日期太近也是不可取的。来访者可能经常会想要突然结束长期治疗，以避免分离过程所带来的痛苦。重要的是，不要顺从他结束所有事情的渴望，也不要与他共谋来回避适当的结束所伴随的痛苦。

计划结束治疗，不可避免地会伴随这样的焦虑：你的来访者是否已经具有足够的能力或已经做了足够多的努力来应付后续没有你的生活。这样的焦虑会带来一种紧迫感，因而具有积极的影响，时常会创造重要的治疗时机。结束的工作包括哀悼一段独有的关系的丧失，它是不可替代的，即使之后你的来访者在其他地方寻求进一步治疗也是一样。有时来访者很难想象结束治疗对我们治疗师来说也是一种丧失，尤其在长程治疗结束时。治疗工作涉及深层依恋关系的相互发展，治疗师的情感压力之一，即是与我们依恋的来访者之间情感联结的断裂。

结束阶段包括对促使来访者前来寻求治疗的冲突和缺陷再次进行工作，但这次是在告别的背景之下进行工作的。这对双方都是挑战，特别是如果你的来访者情况恶化，并对你所感觉到的或真实的治疗失败进行攻击之时。即使并未真的恶化，你们两个都可能担心结束治疗的决定是否下得太早了。有时确实需要回顾结束的时间，尤其是，某些来访者只有在面临可能失去治疗师时，才会将他们的核心议题带到治疗工作中来。如果你确实决定推迟结束日期，那么明确你们依然处在结束阶段是非常重要的，以便保持与之相关的紧迫感和聚焦感。你要具备非常好的理由（比如父母一方去世）才能再一次修改结束日期。来访者需要明白，他与你的关系并非是永久的关系。实际上长程治疗的结束，其功能之一即是帮助来访者面对自己的终结——他的生命，正如他与你的关系一样，也是有限的。

在治疗结束阶段，针对来访者，你有很多任务要做：

● 帮助你的来访者处理因丧失与你的关系而产生的伤心和悲痛，以及伴随而来的哀悼。这要求他能够接受与你分离的现实。

● 帮助他确认自己所得到的，并哀悼他所得不到的。你将需要倾听和促进他对你的失望——为那些你不能成就他或带给他的部分，即使治疗整体上是成功的。

● 帮助来访者能够再内摄或拥有他曾经投射给你，而你涵容过的内容，因为你将不再与他同行了。他必须学会自己承受和处理这些。

　　　　　　　　　管理治疗过程

●让来访者意识到他在你心里是独一无二的，并不能由其他人（比如下一个来访者）所替代。如果不能做到，他就无法处理被另一个来访者"替代"所引发的嫉妒（envy）嫉妒感（jealousy），这会破坏他已经取得的进步。

●你要恰当地接受来访者对你的给予所表达的感激。能够感激标志着重要的心理成就，因为这意味着他能承认你具备给予的能力。做到这点能帮助他将你内化为好客体。

你还有一些与你自己有关的工作要做，这也会有利于你帮助来访者离开：

●处理你自己关于丧失的感受，特别是如果你也依恋来访者，如果处于别的环境，你会很愿意和他发展一段社会关系。恰当地认识到自己与来访者说再见所受到的影响是很重要的。

●如果来访者没有获得你们俩都期待的进展，那么管理好你的挫败感。当来访者没有取得进展，我们会将之体验为自恋受挫（narcissistic injury）。我们会以为无论来访者有多严重的创伤，我们都应该能够帮到他，在此信念之下隐藏的全能幻想，是非常有必要识别出来的。如果不能放下我们应该而且能够治愈他的幻想，就会导致内疚感和全能感矛盾地纠结在一起，从而会导致延长治疗。

●帮助你的来访者放弃任何对你或者治疗过程的不断理想化，取而代之的，是现实客观地评估哪些目标达到了，哪些没有达到。这可能要求你放弃自己对治疗过程的理想化，也许这正好是你自己的治疗中所遗留的问题。

●考虑是否要对你和来访者沟通的方式作某些改变。一些治疗师，包括我在内，主张在结束阶段稍稍增加自我暴露的水平，这样对于促进真实关系并解除移情方面，都颇有助益。

德曼（Derman，2008）的观点是，如果你没有先让治疗开始，也就无法让治疗结束。她的意思是，如果你的来访者没能很好地投入治疗工作，也就不能很好地结束它。他可能会中断，但这与治疗结束全然不同。没能开始成为某些治疗过早结束的根本原因，来访者在治疗工作恰当地开展之前就停止了治疗。

相关文献倾向于认为：大多数治疗都朝向双方同意结束的方向上工作。然而不成熟的结束依然时有发生，其原因是多方面的。有时诚如德曼所言，在阻抗和矛盾纠结之下，治疗并没有真正经历第一阶段，虽然有时也做出过这样的姿态。更为常见的是，来访者因生活变故而不得不搬家，或者变换工作而无法再来治疗。有的时候，虽然来访者进展到了治疗的中段，却发生了一些破坏治疗工作的情况。这可能来自于来访者，比如他无法再承受治疗中不可避免的挫败感。也可能来自治疗师，也许她无法再涵容自己的来访者。很多年前，一位同事曾经描述过在他婚姻破裂后，有很多关系良好的来访者都中断了治疗。他发现面对自己的情绪混乱，他不再有涵容来访者的能力。

> 经过三年的治疗，维姬感到，汤姆在把她作为有助益的、有涵容的好客体来使用方面有显著的进步。尽管牙

医学习很困难，他还是顺利通过了期终考试，并开始在当地申请工作。他更积极地参与社交，也不再通过喝酒来缓解焦虑。他的自我和理想自我之间的鸿沟减小了，他越来越能够更加真实地接纳自己能做什么，不能做什么。进一步的治疗空间涉及他与父母的关系，他依然发现当妈妈不能注意到自己的需要时，他会很难处理自己的痛苦。他也无法与一个约会对象建立超出几次约会的关系。他发现，每当他遇到自己感兴趣的人，在与维姬的关系中已经在减少的蔑视感就会重新被激发出来。

汤姆在夏天返回加拿大参加家里人的一个婚礼，离开了六个星期。大约在他回来前的一个星期，他写信给维姬，说他遇到了"愿意共度余生的那个人"。他正启程返回英国处理这边的事情，之后就回加拿大定居。他打算在英国待一个月左右，部分原因是他需要时间与维姬说再见。"我希望这对你来说还好，"他写道。维姬被这封信惊呆了。她反思到，自己对于突然被抛下的震惊，可能与当年汤姆妈妈突然离开时汤姆所体验到的震惊是类似的。在持续三年的治疗之后，要在一个月的时间内致力于有关结束的所有任务，时间是非常紧迫的。

在这次中断后的第一次会谈中，汤姆显得非常快活，维姬感到他把对于结束治疗的所有焦虑和怀疑都投射给了她。她担心汤姆可能会把任何关于她的顾虑的讨论都体验为不同意他去过幸福的生活。然而，最终，她对汤姆说："我感到，我是那个被赋予了任务要去思考如何不得不在较短的时间内结束治疗的人。我知道你有一个月的时间来告别，但是你需要知道的是，我很怕时间不够。在我们说再见之前，还有很多事情要做。我担心我们没有足够的时间来好好做这些事。"汤姆考虑了维姬的顾虑，但是当他在加拿大作出承诺时，就已经订好了回程机票。不过，汤姆计划在几个月之内返回来参加毕业典礼。他们商定，如果在设定的时间框架内不能完成结束的工作，届时会再谈若干次。并且，由于汤姆还没有工作，空闲时间较多，他和维姬决定在他还在英国的这一个月里增加会谈次数。

在结束阶段增加治疗频度看起来好像与我们的直觉是相反的，因为来访者需要帮助的是在没有你的情况下如何自我管理。实际上很多人都认为，既然工作是朝向结束治疗，那么就应该降低治疗频度、减少接触，以促进这个过程。在我看来，致力于结束治疗并非自然而然地意味着降低会谈频率。我认为降低治疗频度否认了这是来访者的一个机会——来处理那些唯有在结束阶段方可涉及的任务。类似的，我认为有的情况是有充分的理由去增加接触、提高频度的，即使不像汤姆这样有时间限制也是一样。我的理由与这一事实有关：来访者的防御结构可能随着临近失去他们的治疗师而复苏。那些在分离和丧失方面有困难的人，或者那些挣扎着让他们的治疗师进入自己的内部世界的人，可能会在面临结束时后撤。如果保持或提高治疗频度，就很难不去处理有关结束治疗的重要方面。

治疗后的接触

许多来访者都希望治疗结束之后继续保持与治疗师的关系。有的公然要求成为朋友，或保持偶尔的社会接触。其他的则要求继续保持专业层面的接触。这是一个恼人的议题，经常激发治疗师强烈的情绪。在其核心有双重的信息。治疗后的接触，对于我们大多数的来访者来说，就是寄圣诞卡片、偶尔致信之类。然而，当我们成为治疗师，我们就加入了自己的治疗师所处的世界。这样，我们的分离就从来没有完结过，即使仅仅在幻想中亦是如此。至少，当我们与来访者工作时，尤其在职业生涯的早期，我们会记起自己接受过的治疗，而且我们与治疗师的关系常常非常生动地保留着。或者，我们可能会出席同一个会议，或隶属于同一个治疗机构。一些治疗师会继续与自己的治疗师保持接触，以保持治疗后的专业关系，或者在治疗界的圈子里听到有关他们的小道消息。

治疗后接触的意义需要思考清楚。对一些人来说，与曾经在他生命中占据重要位置的人保持接触，是非常重要的事情。我认为，对于那些在早期发展中有重大环境缺陷的来访者尤其如此。对一些人来说，他们的治疗师可能不仅仅是一个新的客体，而且很可能是他们第一个恒常客体（constant object）。治疗后接触能很好地帮助来访者继续进步，对于有严重创伤的来访者来说是一种认可，他们可能需要持续的接触来保持已经取得的进展。这类接触可能是信件往来，也可能是偶尔的正式会谈。这样的接触并不妨碍在来访者有需要的时候为其提供进一步的治疗。

社会性的接触则要另当别论。有时我们与之工作的对象，若换个环境很可能成为朋友，这会诱惑我们尝试建立友谊之桥。我不认为有什么场合会让我觉得可以这样做。这样的关系不可避免地会受到双方未经分析的或尚未解决的移情的污染。而且，重要的是，这意味着若来访者有治疗的需要，他就不能再回来接受治疗的帮助了。一旦成为来访者的朋友，你就不能再做他的治疗师了。从这个方面说，我认为来访者受到了双重损失。由于你们过去的关系，你既不能成为他真正的朋友，也无法在他需要时提供进一步的治疗。

如果来访者在治疗结束后邀请我和他进入一段社会性的关系中，我通常以下面的方式回应："我对你的首要职责是做你的治疗师。这意味着我不会做任何有损在你以后需要之时，再回来找我治疗的事情。如果成为你的朋友，我就不可能做到这些了。而在我看来，做你的治疗师才是我能给你的最有价值的事。"这并非故作姿态或者演戏，因为，几乎每当我需要这样说的时候，我就确实很遗憾地意识到：事实就是如此。

　　　　　　　管理治疗过程

拓展阅读　Novick, J. and Novick, K. K. (2006) *Good Goodbyes: Knowing How to End in Psychotherapy and Psychoanalysis.* New York: Jason Aronson.

真实关系及其他
两难困境

13

我们与技术之间的关系，是成为一名技术娴熟的心理动力工作者所面临的挑战。技术应为我们服务，我们不是技术的奴仆。这需要我们能认识到技术的局限性，进而评估如何使用它。这些年里，心理动力工作者们对灵活使用技术变得越来越焦虑，当他们变得较为灵活时，就会受到来自超我或者他们所在的专业机构的惩罚。我想这是因为治疗工作往往会制造见诸行动的潜在可能，这取决于我们和来访者在工作中所激发的幻想和渴望的强度。按照滕内斯曼（2005）的看法，弗洛伊德关于技术改变的某些焦虑，是与治疗师可能出现的情欲性反移情有关的。然而，对来访者的虐待可能以更为微妙的方式存在，而治疗师在态度上对技术或边界的偏离，可作为其违反职业伦理的行为指标。在治疗上偏离标准的行为会不断催生焦虑，特别是偶尔还会有虐待来访者的丑闻被曝光。这不断地提醒我们：偏离标准的行为意味着什么，对此我们要持续地保持警惕。然而同时，我们也仍然要以某种可以对来访者作出适当的反应的方式来使用技术，

　　　　　　　真实关系及其他两难困境

并且还能发展我们的技能。

我们对偏离标准行为的焦虑会导致过于僵化地运用理论，这反过来又使得在治疗关系中出现较少的人性化互动。就像萨夫兰和穆兰声称的那样（Safran & Muran，2000），如果理论被轻松柔和地运用，那么它能引导、指点我们探索关系的各个方面，否则，我们就无法做到这点。我们遇到的许多两难问题，都是对我们与技术之间的关系的挑战，这与我们处理与治疗相关的边界的问题有关。我将真实关系纳入这一章，因为它也属于如何管理治疗框架的边界这一范畴。尤其是在职业生涯的早期，一个突出的挑战是，能够在与来访者处于治疗关系中时，既把自己当作一个人来保持与自己的接触，又同时能在两难和困境到来之时对其加以处理。

真实关系

真实关系的概念允许我们的来访者有能力以现实的方式看待我们，与我们建立联系，他们能够把我们看作另一个人，相对地免除移情的动力。不同的动力学流派赋予这个概念的价值不尽相同。许多克莱因派的治疗师很少使用这个词，因为他们所持的观点是：内部与外部世界是同构的（isomorphism）。因此，他们认为治疗关系是透过移情的棱镜扭曲了的。他们还担心，来访者对治疗师更多的真实体验会促进来访者发展强有力的移情。

然而，另一些作者认为移情是更为活跃、强劲的现象。事实上，立普顿（Lipton，1977）认为，治疗师更多的真实体验会促进来访者发展有力的移情。金（King，1977）和吉尔（Gill，1979）都认为，治疗关系当中的一些因素是与治疗师和来访者两个人之间发生的真实情况相关的，并非仅仅呈现来访者的扭曲。因此，并非在治疗里谈及的每件事情都与移情直接相关。事实上，治疗师的某些反应就是一个人对另一个人的自然反应。这就添加了治疗关系的另一个层次，有助于治疗扎根于真实的世界。下面的片段展示了现实关系与治疗关系中呈现出的移情方面如何相互作用。

在维姬就要开始汤姆的会谈之前，她接到朋友帕特里克的电话，他告诉维姬自己刚刚被确诊为癌症。维姬非常难过，她还在通话中，汤姆提早来了。她因为被汤姆打断而有些恼怒。她让汤姆进来，把他安顿在等候区，然后回过头来结束通话。维姬按时开始会谈，但发现自己很分心。她没办法把刚才的电话抛之脑后，难以对汤姆保持专注。会谈的中途，汤姆抱怨说他觉得维姬一点也不需要他过来。而会谈的内容涉及汤姆感到不被哥哥需要，他和哥哥现在的关系很糟糕。为了尝试变得更加好交往，他曾答应陪哥哥参加一个派对，但是哥哥去时却没有带他。既然汤姆已经谈到过关于近期会谈的中断的苦恼，维姬通过把汤姆的抱怨与这个中断联结起来作了移情分析，即，也许汤姆在害怕她会很高兴"离开他去参加派对"。

凯特觉得汤姆的反应是对真实关系的反应。因为提早到来，他打扰了维姬与帕特里克的通话，考虑到维姬有多恼火，可以说，他毫无疑问地看到她在门口应答时脸上的表情。那一刻，他那"不被需要"的感觉是非常精准的。维姬承认她恨汤姆在那儿，因为她想继续和帕特里克交谈。凯特指出，虽然移情关系无疑使他戴着有色眼镜来体验维姬心不在焉的反应，但是，承认确实有些事情使维姬分心的这一现实，会非常有助益。凯特建议，如果维姬对汤姆说自己也意识到那天分心了的话，就不会以自己私人生活的信息来冲击汤姆了。

重要的是，要帮助来访者在其准确的感受与其内部客体关系所带来的扭曲之间进行区分。我们的部分目标是帮助来访者与现实接触，在我看来，如果治疗师否认真实关系里发生的事情，会进一步扭曲来访者对现实的知觉。在这种情况下，维姬对待汤姆的方式是，好像他与她的交流是基于他的内部世界，而非基于他有能力去觉察她实际的苦恼状态那样。如果维姬总是这样做，会降低汤姆对自己感受准确性的信心，进而影响他区分内部世界与外部现实的能力。最终，这些无助于他的成长。

凯特的看法是，维姬应该承认汤姆对她分心的准确感知，这并不是要打破治疗框架。她应该可以承认自己分心而又无须告诉他原因。这样可以一箭双雕，既坦承了汤姆对她心理状态的真实感受，又不会用她的私人生活的信息来给他压力或过度刺激他。

常见的边界困难

在工作的过程中，你将遇到一些对治疗框架有挑战的情境，从而产生如何应付的两难问题。在这类事情发生时，我们不能总是等着在督导中讨论如何处理它们，有时你不得不马上作出决定。在那些时刻，我们主要使用的是我们的内在的框架（internal frame）（正如我们在第4章讨论的那样），以及我们从自己的治疗和督导中内化而来的监督能力。有些挑战我已在其他章节中讨论过了，现在我要把注意力放在之前尚未谈及的方面。

设立界限

很多前来治疗的来访者对父母都没有有足够好的体验，足够好的父母能够以一种既涵容，又能把孩子的需要考虑在内的方式设立界限。童年时期不一致的或过于严厉的界限设定，可能会导致这个人后来处理与权威人士的关系时出现困难。这样的来访者更可能在治疗中突破界限。

如果来访者将别人的规则视为毫无意义的权力展示，会对治疗的边界感到愤恨。出于这个原因而破坏界限的来访者，通常是在要求更为"等价交换"的关系，在此关系里共享信心；他们痛恨关系的不对称性。他们的怨恨可能是关于只有特定的时间才能来见你，关于会谈时长，或者，是关于在私人开业的诊所里需要为错过的会谈付费。在治疗初期，这样的来访者很难看到边界作为分析框架的一部分对他自己有任何好处，要求他们相信这一点，只会激起他们进一步的怀疑。

威廉姆斯呼吁要强调治疗师对于边界的需要。她提出，将这一需要纳入框架，作为来访者的最佳利益，可以被体验为好比小孩子被告诉说"这是为你自己好"。她认为，既然边界有一部分功能的确是为了保护治疗师，那么，也应该让来访者清楚这一点。比如，一位来访者要求在两次会谈之间根据他选定的时间增加会谈，她回应说，这会让她感到超出负荷，并出现不满之情。我偶尔也会有类似的表达，这也会让来访者松一口气，他们很快意识到，我不会置他们于这样的境地——为他们提供某种便利，又因此心怀怨愤。这对于那些其父母有着专制态度又吝于给予的人，可能尤为重要。他们从中确信，我的给予是自在的给予，没有拖累我，这最终将构建一个全新的内在体验。

来访者见诸行动

见诸行动，是指来访者通过行动向你传达某些重要的内容，而不是和你通过言语来谈论这些内容。弗洛伊德很早就观察到，一些事情被见诸行动，而无法纳入分析之中。因此，如果威胁到治疗的可行性，就必须在对称的关系中，直接对见诸行动进行干预。对见诸行动进行工作，目的是帮助来访者处于能够对内部世界进行反省式的交流的状态，而非处于通过行动来交流的状态。时刻要记得，当来访者面对自己的见诸行动时可能会感到非常羞耻，因而对他们的窘境保持同理心，这是非常重要的。这可能是艰难的挑战，特别是，当他们的行为触及你尚未全然修通的部分。见诸行动偶尔也必须通过对其创设边界来涵容。其他情况下，见诸行动可以通过常规的治疗工作被涵容，随着健康的自我功能的发展，来访者将会越来越能够思考而非行动。丁道尔（2002）曾经描述过一个人，在其会谈中使用类似婴儿的腔调说话来见诸行动。最终，治疗师和来访者都能够对此进行反思，并且理解这个见诸行动表达了什么。这类见诸行动通常在治疗中被常规性地处理，而治疗师的反移情反应则通过督导来处理。然而，会谈中的其他类型的见诸行动是比较不容易应对的。

礼物

我在这里提出礼物这个议题，是因为赠送礼物既构建了见诸行动的一种形式，也将我们置于伦理的两难境地。来访者想要送礼物给我们，这并不罕见。在圣诞节假期之后，或者治疗中断前送出的礼物，不同于在治疗结束时送的礼物。后者可能代表着对所做工作的真正感谢，对某些来访者而言，送礼物本身就体现了重要的成长。当然这也是"不要忘记我"的信息的具体化呈现。某来访者送给我门挡（door-stop）作为离别礼物，我们反省她的希望是，如果她有需要我可以开着门欢迎她回来。然而治疗过程中给出的礼物则可能具有防御色彩。一份圣诞礼物可能意味着来访者没有认识到这是一种专业关系，而将你视为生活中的朋友。在你休假前后赠送的礼物，可能是来访者愤怒情绪的反向形成，愤怒于你将要离开他，或者已经离开了他。

不同的治疗师在如何处理礼物方面，有很大的差异性。有的治疗师不接受任何礼物，坚决要求来访者将礼物带走，有的治疗师会诠释礼物代表的意义，有些治疗师对送礼物的意义进行诠释，有的并不诠释，而是将之视为来访者的见诸行动，认为当来访者能够表达自己的感受时，就会停止。我的态度是，除非礼物价格昂贵，我一般都会接受。是否在会谈中对赠送礼物的意义进行诠释，要视我是否认为诠释能够被来访者接受而不会羞辱到他而定。如果来访者的自我功能强健到足以反思礼物的意义，那么探索他的潜在动机总是有用的。然而，如果来访者有明显的缺陷问题，除非得到对方邀请，否则我不会尝试诠释。因为在这种情况下，未经邀请的诠释可能被这类来访者视为是在攻击他，从而破坏信任感。

不支付费用

如果你是私人开业，而你的来访者经常因为忘带支票或延迟很久付费，那么你就需要致力于两个因素：一是要有你和来访者共同达成的治疗协议；二是要探索推迟付费或不付费背后的意义。从现实层面上说，你需要提醒来访者治疗协议这一事实，对于没有付费的情况，你还必须决定是否继续见他。这从来不会是一个容易的决定，但你在心里要有关于付费的尺度，这个尺度要令你舒服，这是非常必要的。这一内在的边界将通过你看待自己工作价值的态度被无意识地传递给来访者。心理动力治疗师对来访者不付费的动力性根源进行优先理解，以及忽视"若不付费，则已打破治疗协议"这一事实，这些并不罕见。之所以会这样，我认为部分原因在于我们对于自己所做的工作被付费的感觉在多大程度上被解决。来访者和那些论述过收费问题的人，都将注意力集中于治疗与妓女之间的相似性上（Taylor，2002）。治疗师要调整自己以适应这样的动力是很不舒服的。同样，吸引我们进入治疗工作的压抑的动力（depressive dynamics），会让我们很难确保自己的需要与来访者的需要同等重要。

来访者必须尊重收费的协议，在此信息清楚的情况下，你和来访者能够对他付费给你的困难有所了解，问题常常就能部分地得到解决。在探讨不付费对来访者的意义的同时，反思在收费关系中的你自己，也很重要。来访者不支付费用，可能不仅仅表达他生命早期的某些困难。也许也表达了他对如何收费、收多少费的感受，也可能表达了他无意识察觉到的你对于收取费用的态度。

会谈之外的联络

偶尔有治疗师抱怨，由于某个来访者强烈地需要额外的接触，自己被洪水般涌来的信件、电话、传真或电子邮件淹没了。同治疗的许多方面类似，这里并没有准则来设定特定的行动步骤。如何处理这种情况，取决于你的来访者、取决于具体发生了什么、取决于你对于他为何这样做的构想，也取决于你工作的设置。你对其潜在动机的构想会指导你接下来怎么做。如果占主导的动力是施虐与受虐，涉及对你的惩罚，那么针对此类行为建立坚定的边界就更为重要。这是为了保护你和来访者都能够免于他的做法的伤害。然而，必须注意：在设置边界时对来访者的人性保持尊重，不然，你自己就会处于施虐者的位置，那样只会延续施虐与受虐的循环。施虐与受虐的关系具有强大的诱惑力，如果你发现自己处于这样的情境中，那么，你就必须进行督导，以避免治疗关系由惩罚来访者或被来访者惩罚的方式所主导。如果在你自己的经历中也涉及被你的客体虐待的成分，那么处理这类动力对你将是极大的挑战。

如果你的构想表明来访者无法容纳被治疗扰动起来的巨大的焦虑，那就需要有不同于上面的反应。如果你拒绝他任何额外的接触，很可能你无意中重演了他早期环境的挫败，这将加强而非改善他的困难。你首先要考虑，如果暂时地或者长久地增加一周中会谈的次数，你是否能够做到，以及这对来访者是否有帮助。如果你无法做到，抑或并不适合这样做，那么，你就需要和来访者签订协议，允许有限次数、特定时长的额外接触，这一点很重要，如果有必要的话，可以重新协商来决定。重新协商重要的是通过对称而非不对称的关系来沟通，这样做能够防止来访者婴儿化（infantilisation），减少羞辱感。不要使用出自你的超我的诠释而对来访者的渴求（neediness）进行惩罚，这也很重要。这类来访者通常会引发与其工作的人强烈的负移情。特别是这种情况，当他们处在团体之中，会被贴上"操控"的标签。通常来说，心理动力治疗师的工作就是帮助其他团体成员，帮助他们把这些来访者的行为视为一种求助的表达，并且帮助他们思考可以采取哪些现实的步骤来满足他的需要。

会谈中的攻击

言语的敌意和攻击是治疗的一部分，虽说不让我们自己受到言语攻击很重要，但使来访者意识到言语攻击对他的客体造成的影响也很重要。然而，如果来访者威胁要把敌意付诸行动，那又另当别论。强烈的移情会导致此类见诸行动，无论密集（intensive）治疗还是不那么密集的治疗（less intensive therapy），都可能发生此类情况。这经常发生在来访者精神病性的功能行将压垮其现实接触能力之际。此时，你的首要任务是保证来访者和你自身的安全。实现此目标通常的方式是，先关注现实的方面，再与来访者思考他行为的蕴涵的意思。

很多年前，我有一位每周会谈一次的来访者，她的功能完全被其内部世界所主导，她来治疗时带了一把刀并在我的面前把玩，令我颇感害怕。我不清楚她会伤害谁，她自己也不能告诉我。但有一点很清楚，除非她交出刀子，而且我把它放到看不到的地方，工作才能进行。只有刀是处在安全无害的情况下，我才可以开始去看一看带刀子过来对于她意味着什么。在此情况下，会谈结束时我把刀还给了她，但明确警告她，如果再带刀来我将不再为她继续治疗。通过拿走刀，并告知如果她再带刀来我就不再为她咨询，我为这个见诸行动设立了坚固的边界，这带给她安全的感觉。她后来对我说，我不允许她在会谈中持有刀具，就是在她已经被暴力幻想淹没时，我将管理这些幻想的责任从她那里接手过来，令她长舒一口气。

治疗师的见诸行动

在反移情压力之下，或者，在我们未被分析的部分被治疗中强大的动力触发之时，没有哪位治疗师能对见诸行动免疫。而且，我们都能够防御性地使用框架来保护自己。这本身未必是个问题，除非我们不能认识到自己这样做是为了自我保护，而是将其合理化。有时，当我们在督导中呈现自己的工作时，我们只能意识到自己是如何将一些东西见诸行动的，但却不能思考它；有时，我们意识到对于自己的某些做法感到不安，但是却致力于将其合理化。治疗师见诸行动的范围之广，足够单独写一本书，因为，就像防御一样，见诸行动几乎可以体现在任何实践领域之中。然而，我还是对一些更为常见的表现方式稍作梗概介绍。

在这一范围的低端，见诸行动包括下列内容：不准时开始或提早结束会谈；未对中断给予足够的警告；因为想要休息一天而仓促取消会谈；会谈中接电话或去应门；为满足自我保护的需要而非理解来访者的需要而作出诠释；不能恰当处理来访者的见诸行动（比如会谈失约）。在这一范围的中间区域，我觉得包括：着装性感、过于刺激来访者；提高收费标准到超出来访者支付能力的水平；把来访者的矛盾心理作为提早结束治疗的借口；向来访者暴露你的私人信息，这些信息他并不需要，而且会过度刺激他；因你自己的需要触摸来访者，或者将之合理化为"为他好"；当来访者的发展轨道推动着他朝向独立个性不断增加的方向发展的时候，维持他对自己（治疗师）的依赖。治疗师见诸行动的极端情况，是那些在情绪、身体或者性方面对来访者的虐待，这方面鲜有报道，但一旦发生，会对来访者造成极大伤害，导致治疗师被起诉，或者吊销职业资格。

汤姆的治疗已经持续两年，情况在稳步好转。维姬开始觉得他已经不需要一周两次的频率了。所以，当汤姆以准备结业为由提出减少会谈次数时，维姬接受了他的建议，而没有去探究建议背后的东西。她把这看作一个对称性的议题，很实际地和他一起考虑如何减少会谈。直到凯特质疑她没有考虑汤姆想要减少会谈的潜在原因，她才开始反思自己为何没有这样做。其实，汤姆减少会谈对维姬来说可谓正中下怀，让她开心，因为现在的情况令她不是很舒服。维姬刚完成职业训练，正在筹建自己的私人诊所。汤姆的会谈是在晚上，其他人也想预约这个时间，另外，汤姆的付费也比较低。维姬需要钱，需要能支付足额费用的来访者，但是她没能发现或处理她指向汤姆的不满——汤姆通过占有这些时间而妨碍了她。维姬对汤姆使她能够完成训练心存感激，但她很难把自己看作会怨恨汤姆继续占用会谈时间的人。这导致她通过鼓励汤姆减少会谈，将她的不满付诸行动，因为她无法通过思考来处理她的感受。

转介

知道自己在技术和经验上的局限，这是作为一个治疗师非常重要的胜任能力。这是一个很大的挑战，从事心理动力工作尤其如此，因为我们在工作中所体会到的无能的感觉，或者相信别的治疗师会做得更好些，这些感受可能会被以一种非常实实在在的（concretely）方式理解为这就是事实，或者会被视为治疗中移情—反移情矩阵的一部分。但，如果从一开始就很清楚，你的来访者需要另外一位治疗师，那么问题就简单了——因为，你需要决定是否转介以及转介给谁。

由于来访者也会把他们的无能感投射给我们，我们必须区分开哪些感受是被投射进来的，哪些是属于我们自己的。你需要一直保持内心的开放，以便来体会你自己是否有能力和来访者安全地工作，直到你开始考虑自己的反应是否是对来访者投射机制的反应。经常发生的情况是，来访者投射给我们的材料之所以被我们"钩住"，是因为它触及了某些真的会令我们感怀或恐惧的部分。如果你相对缺乏经验，尚未对自身局限发展出可靠的感受，并使其成为职业认同的一部分，就尤其会这样。处理这些投射的唯一方法可能是，在内在和外在督导中都对其进行反思。只有这样做了，你才能决定：如果需要，接下来要做什么。

转介问题因为许多因素变得很复杂。其中一个因素是行业间的

真实关系及其他两难困境

竞争。多年前弗洛伊德播下了这粒种子，当他对"足金"（pure gold）的精神分析（psychoanalysis）和心理治疗（psychotherapy）作出区分之时，他认为心理治疗意味着较少的干预。在精神分析是少有的几种心理疗法之一的时期，无论心理治疗还是心理咨询（counselling）都无法凭它们本身的实力成为一个专业。然而，在这一领域之内，还是有等级感的，精神分析师看起来似乎处于高层，而其他人则按降序排列。这一倾向在英国公共卫生部门得到了强化，精神分析师在那里通常身居高位。

从业者如何应对这个等级模式，有赖于他们自身与这个等级模式的关系。不幸的是，在更广泛的职业范畴内，许多治疗师在这方面都没有处理好。在最糟糕的情况下，一些精神分析师以高人一等的姿态对待那些接受较少深入培训的人，好像接受深入的培训（intensive training）就能让他们自动成为更好的治疗师一样。这其实是未能认可其他执业者所受培训的质量，或者未能认可他们个人的治疗能力。同时，一些治疗师和咨询师也会嫉妒精神分析师所享有的更高的地位，认为"我其实和她一样棒"，而否认了自己在培训的时长和深度上与精神分析师的差别。尤其是，如果一个来访者接受了长时间的非深入培训的治疗师的治疗之后，他需要那种只有接受过深入治疗培训的人才能上手的发展性治疗的情况下，嫉妒和否认精神分析师与自己的差别，这种态度是无益于治疗的。

有时候，我们知道应该把来访者转介，使其接受更深入的治疗，但我们却依然继续与他们工作，因为我们强烈地认同这一点：失去我们的话，他们会损失很大。另外一种情况是因为无知，我们不知道来访者需要什么，也不知道他们潜在的困难在哪里，以及他们何以能够在深入的治疗中获益。偶尔我会担心，困难在于不能承认别的人拥有一些技能，他们的技能已超越了非深入培训的治疗师的水准。我们拒绝看到其他执业者所能提供的价值，可能在以上两个方向上都有所表现。很难见到的是情况是——某个受训提供一周三、四、五次治疗的人会建议那些想要每周治疗一次的来访者说：另一个接受过每周一次治疗培训的人更适合他。密集治疗培训中学到的技术可以很容易转化到非高频治疗中，这种疗法上的傲慢滋生了不满和嫉妒。反过来，这也使得评价这一职业的每个部分所具有的技术变得更加困难了，而这最终损害了来访者的利益。

另一个议题与我们的内部世界有关。我们的全能感（认为我们能处理任何困难）或我们的信念［我们必须与那些超出了我们的承受能力、不断"撕扯"（stretch）我们的来访者工作］，都不会带来帮助。在这两种情况下，我们都不能承认自己能力上的局限所带来的影响，进而继续与来访者工作，由为我们不承认他们需要别的治疗师，而使得治疗越来越糟糕。何时我们不再适合做治疗，这是心理健康工作者特别难以识别的方面。有时这会导致我们接诊自己不应该接待的来访者，因为他们的发展需求与我们自己的一致。好的督导常常能帮助我们避免这些问题，但是我们也要准备好与督导诚实地谈论我们已存在的或者可能会遇到的困境。

一旦作出转介的决定，你要能够帮助来访者处理好转介所引发的后果。有时这个决定是双方共同达成的，即使这样，来访者还是会对离开你感到矛盾。尤其是当你觉得来访者需要去看另一个治疗师，而对方却并不愿意更换时。针对转介，你要给来访者留足时间以承担哀悼和分离的任务，就像在任何治疗的结束阶段要做的一样。通常，如果结束是一个完整的治疗所计划过的，那么治疗结束所花的时间会短于原本可能的时间。而且，如果在这种情况下你们双方都为即将发生的转介感到难过，那么缩短结束时间以防御丧失的悲伤，这个诱惑会比通常情况下大得多。尽管如此，为了使转介成功的可能性更大，你和来访者有一些议题需要妥当处理，比如，来访者对你未能与他继续工作的愤怒；他不得不去见另一个陌生人的痛苦，而这个人几乎不可避免地会被他看作"后妈"；比如，给予你们共同取得的成就恰当的承认；关于你们未来是否有任何接触的决定。

有关最后一个议题，在极少数的情况下，我通常会和一位因为成长的原因转介的来访者保持联系，而且，这必须得到我所推介的治疗师的明确许可，并明确地知道我和来访者不再是治疗关系，才能这么做。不过，保持联系并不是我的常规动作，如果这样做了，则需要在督导中审慎思考，并与接受转介的治疗师认真探讨，以确保这样的接触不会对来访者以后的治疗造成伤害。

拓展阅读   Alfille, H. And Cooper, J. (eds) (2002) *Dilemmas in the Consulting Room*. London: Karnac.

使用督导的技术

14

我专门留一章谈督导主要有三个原因。第一，能够运用督导是心理动力治疗师的必备能力。第二，我们治疗工作的质量与所接受督导的质量有很大关系。第三，取得执业资格之后有好的督导，可以保护我们免于枯竭。

用一章来谈督导，还有另外两个原因。第一，督导并非可要可不要的额外附属部分。持续的督导，既是注册体系专业资质的要求，也是我们所工作的机构临床管理的一部分。能很好地使用督导，对我们的专业生涯非常重要，因为作为心理动力实践者，我们中大多数人专业能力的不断进步是通过督导实现的。另一个原因是，督导虽然可以帮助我们更好地工作，但也是实习治疗师的五大压力源之一（Cushway, 1992）。当治疗师有机会讨论他们在心理动力督导中的体验，总是会有一大批人谈到困难的或者痛苦的督导关系（Johnson, 2007）。这种感觉多年后都未能消化掉（unmetabolised）。这无疑有督导者自身的原因，但在训练中会产生强烈的退行性动力（regressive pull），在治疗中

使用督导的技术

所处理的议题溢出到（spill over into）督导之中时，就会导致强烈的移情。

斯凯夫（Scaife）把督导定义为"从事助人工作的人士，与另一个人或另一些人正式约定一起探讨自己的工作，以期能够提供对来访者最好的服务，并促进工作者自身的成长和专业发展的过程"（2001:4）。提供督导和接受督导的技术，是相辅相成，互为补充的。霍金斯（Hawkins）和修赫特（Shohet）观察到，"成为好的督导者的先决条件是，能够积极地为自己安排好的督导"。

督导的任务和功能

了解督导的任务和功能，可以使你在开始一段督导关系时少一些茫然。有时督导是在没有很正式地讨论任务的情况下开始的，这会让那些新接受督导的人在自身要求方面了解不足。对于任何新的督导关系，这样都将导致在理解督导的期待是什么方面造成困惑。矛盾的是，尽管督导普遍存在，但在不对目标进行讨论或不去明确双方隐然认可的协议就开始督导关系的情况也时有发生。

督导的任务

督导的核心任务是确保对来访者的关照。达成这一任务，需要通过一系列的子任务，它们共同促进你在助人方面更为有效。

督导联盟

任何督导关系的首要任务都是建立督导联盟。正如治疗联盟是在与来访者工作中的最重要因素，督导联盟也是决定督导成效的主要因素。库什维和尼布斯（Cushway & Knibbs，2004）发现，如果实习治疗师的督导联盟薄弱，就无法在督导中揭示出他们工作中的重要层面，从而对咨询实践造成影响。如果无法建立好的督导联盟，你的专业学习会受到限制。确实，韦勃和惠勒发现，督导关系的质量能够预测咨询的效果（Webb & Wheeler，1998）。拥有好的督导联盟，需要与督导者建立信任关系，这样就可以探索潜在的困难或痛苦的议题。这并非只是一个假设，事实上对督导关系不满意的报告非常普遍。好的督导者被描述为支持性的、尊重人的和不批评的。最重要的是，他们并不试图将督导经历转变成心理治疗。这样的督导者展现出高水平的共情、尊重、真诚、灵活、关注、投入和开放。实现督导联盟的一个方法是分享你自己的信息，这样能降低关系中移情的成分。

在第一次督导会谈中，凯特向维姬谈及了督导联盟。她建议她们互相能够有所了解，讨论对于督导的期待是什么。她们相互交流了各自职业生涯方面的信息，讨论了在督导中各自对彼此的期待，包括督导／治疗的边界。凯特还问维姬，对于被督导是否感到某种焦虑，有没有什么话会让她感到难以承受。维姬说，她知道自己是完美主义者，因此出现错误时，如果凯特对她严厉批评，她可能会感到难过。凯特又问，有没有维姬的个人情况，如果她知道了，会对工作关系更有帮助。维姬说，她倾向于为他人承担过多的责任，她意识到这可能会影响到她的治疗工作。凯特说了解这些非常重要，她会将其放在心里的。凯特接着说，她觉得让维姬知道这一点会有所帮助，即，凯特自己也需要在工作中理解自己对他人责任的限度，这也是她自己一直记挂在心的事情。会谈结束时，她们谈论是什么吸引她们走向心理动力疗法中来。这有助于双方建立认同感，也有助于理解双方的不同之处。

这样的会谈迅速在两位同行间建立了关系，虽然一位更为资深，但是两个人都为督导联盟的成功作出了贡献。你会发现凯特在讨论中起了主导作用。你的督导者这么做是非常重要的，但是如果这样的事没有发生，你就需要变得积极主动些。

督导协议

大多数作者在写督导这部分时，都建议要有一个明确的督导协议，以促进督导联盟的建立。这样做的一个原因是，相对于你，你的督导处在较有权力的地位。有效的协议会降低督导者的潜在议程（hidden agendas），从而可以防范督导中的权力滥用。遗憾的是，大多数督导协议只能做到最低水平的明确约定，只包括会谈的频率和时间，如果恰当的话，还有费用。大多数的督导协议含糊不清，易误解之处甚多。这增加了以下可能性——使得督导协议变得更像是治疗协议，因而就伴随着带来了移情的议题破坏督导联盟的机会。

霍金斯和修赫特（2006）建议，督导协议应该包括五个关键的领域。

使用督导的技术

●**实务**，比如频次、地点、费用等。

●**边界**，尤其是治疗与督导的边界，以及保密原则。

●**工作联盟**，特别是彼此偏好的督导风格，对即将开展的督导的期待、希望以及恐惧。

●**会谈形式**，比如讨论什么，如何呈现材料，是否希望有逐字稿。

●**组织背景和专业背景**，特别是伦理及专业准则，以及督导者对于所属机构应承担的职责。

还有一种心理协议，几乎从来都没有明确过，并且兼有意识和无意识的成分。心理协议与你和你的督导者之间的心理交易有关；你们想从对方那里得到什么。督导会激发受督者强烈的需要，使得你把内部关系模板带入督导中，就像你在别的情境中那样。同时，督导者无意识层面对督导的态度可能是较为复杂的，这导致了一系列没有言说的对受督者的期待，可能包括督导者希望自己被体验为智慧的、关切的长者，或者督导者可能更强调自己专业把关人的角色。你的督导者也有自己的需求、焦虑和盲点，她也会挣扎于工作的某些方面，记住这些是很有帮助的。

督导：作为安全的空间

督导的第二个任务是，提供规律的空间（regular space）来讨论你的工作。这个空间需要足够安全和涵容，让你可以分享任何个人苦恼，以及你的工作中浮现出来的移情与反移情议题。重要的是，你不必独自一人去承担困难、问题和投射。

技术的提升

霍金斯和修赫特（2006）提出了督导提升受督者的技术的一些途径：帮助你获得基于信息的技术（information-based skills）；促进你治疗技术的发展；帮助你将理论与实践联系起来；为你的工作提供新的视角；帮助你更有效地使用自己的专业和个人资源；鼓励你在适当的时候更加主动，而不是被动回应。

责任

督导者的任务是：保证你们双方都明白谁为你的工作承担责任。她也有责任处理她所关注的、你工作中的任何伦理问题。她有责任确保你在所受雇的机构、培训机构及其他相关专业团体的规则约束之下工作。同样，你和你的督导者有责任共同致力于确保你能够开放地讨论督导的进展如何。

督导的功能

为数不少的作者曾经详述过督导的功能，即，我们期待督导能达成什么。霍金斯和修赫特将这些作者的发现综合论述如下（2001：50-51）：

● **教育、塑造的功能**（*educative or formative function*）：通过反省和探索你对来访者所做的工作来发展你的技术、理解力（understanding）及能力。

● **支持、修复的功能**（*supportive or restorative function*）：从事心理治疗这种亲密度很高的工作，你需要允许自己被来访者的压力、痛苦、破碎感所影响。修复功能提供给你时间和空间，帮助你觉察到工作对你的影响，并处理任何后续的反应。提及督导的这个方面，

使用督导的技术

一些作者将其称为"井口"时间（"pit head" time）（暗指矿工交班回家之前留出时间洗净煤污），是想要帮你处理任何被激发的、来自于过去的情绪，并处理来访者的投射。这可以缓解你对来访者的过度认同或者与之的隔离(cutting off)，其最终目标在于防止治疗师抑或来访者见诸行动，以及防止治疗师职业耗竭。修复功能要处理的焦点范围甚广，包括你与同事、机构及来访者的关系，或者你的生活事件的影响。这是治疗和督导可能重叠的区域，要紧的是，你和你的督导者要协商好，在你们的关系中，哪些可以公开讨论、哪些不能，以及哪里是你们的边界。

● **管理、规范的功能**（*managerial or normative function*）：督导的这部分功能是对你的工作提供"质量控制"，包括：识别你的培训需求；发现你的"盲点"；识别出你个人的缺陷或偏见对工作的干扰；确保伦理标准被维护；确保你为之负责的机构制订的标准被维护。如果你和督导者同属一家机构，或者她是你的受训督导，那么她对你和机构都负有责任。这样的话，很重要的一件事是，你们俩都需要明确督导者对你和机构的契约责任。你的督导者可能被夹在满足机构的需求的压力与需要培养你、发展你的冲突之间。

在督导过程中督导者所使用的模型

直到最近，心理动力学的圈子才假定，作为治疗师的资历和胜任力是督导的必备素质。结果，对于描述和说明怎样进行督导的那些督导模型，我们总是后知后觉（Howard，2007）。尽管如此，虽然我们可能不知道它是什么，但我们对于如何督导、对督导期待什么、在督导中应该聚焦考虑什么，都有内隐的或外显的模型。在心理动力实践中，通常聚焦于你的来访者的、你和他之间的无意识动力，以及无意识动力在督导中展开的方式。为了达成这个目标，你和你的督导者需要创建一个空间，在其中既可以思考你的来访者，又能够探究治疗会谈中的情感方面。这就是督导的教育目的所在：帮助你在临床情境中应用和阐释心理动力学理论。

督导的治疗模型

与其治疗方法同构的督导模型，被认为是基于治疗的督导模型。这是最早的督导模型，在心理动力学实践中依然具有最大的影响力。督导者们基于其模型如何进行督导反映出她们治疗方法的细微差别。重要的是，要确保你对你的督导者所使用的模型清晰明了，你能理解此模型对于督导者的督导方式有怎样的影响，尤其是你的督导者来自与你不同的心理动力学流派时，更是如此。大多数时候，督导的机制都是一样的：呈现资料，并以与治疗对应的方式反思材料。

心理动力学督导中的治疗模型随着心理动力学理论和实践的发展而发展。因此，在20世纪的前50年，心理动力学思想被弗洛伊德的单人模型（one-person）所主导，督导强调的是来访者心灵的运

使用督导的技术

作。治疗师和督导者都被视为相对来说未卷入心理过程的专家，而非对心理过程起作用之人。20世纪的后半叶，心理动力学被双人模型（two-person models）主导，强调早期的母婴关系二元体（dyad），强调反移情作为信息来源的重要作用。督导与这一发展并行，相应地强调理解治疗师和来访者对彼此心理因素的影响的必要性。如果与你工作的督导者运用的是这一模型，她将把你和来访者作为二元体来理解，你与来访者各自的内部世界都会对会谈和治疗中所发生的情况起作用。

20世纪后半叶，也正是心理动力学学派中的督导理论开始发展之时。瑟尔斯（Searles, 1955）是第一个讨论"反射过程"（reflection process）的人，我们现在通常称其为"平行过程"（parallel process）。他注意到，来访者和治疗师之间的移情—反移情动力，可能会影响到督导者与受督者如何互动，因而，可能会在督导关系中被唤起同样的动力。从而，督导者的角色就包括对于督导过程的评论，以及它是如何反映了治疗过程或与治疗过程平行的。这已经被正式纳入霍金斯和修赫特（2001, 2006）的督导模型之中。你会发现，当今很多心理动力学框架下的督导者在督导工作中运用这些理念，这就是在拟订督导协议之时需要对其进行讨论的原因。

尽管现在很多督导者都在督导中探索平行过程，但应用的基本上还是二元模型。所以，强调的是来访者和受督者的内心。即使这样，很多心理治疗的关系学派的作者，比如弗劳利和萨耐特

（Frawley & Sarnat，2001），已经开始探索督导的更外显的关系模式。这个模型认为，来访者、治疗师和督导者的心理，都会影响到治疗和督导中发生的情况。如果你与运用这个模型的督导者工作，她将反思和处理（process）她与你之间、你与你的来访者之间发生的情况。因此，无意识的动力性的材料，像梦、感受、活化等，都会成为关系督导模式里讨论的内容。如果你缺乏经验，这样的互动就会比较困难，因为你会想要更多的指导，而不是这样的含蓄。如果你的督导者运用的是这样的模型，在签订协议时，很重要的事情就是要讨论这个模型将如何影响督导关系。

督导的发展模型

随着督导理论的发展，出现了处理特定督导过程的模型，这些模型并不专属于某个特定的理论模型。思及这些督导模型，在考虑心理动力学的督导方面，我认为发展模型是其中最有帮助的，因为它们内隐在我们的模型之中。他们尝试去解释受督者如何由新手转变成有经验的临床工作者。斯托尔滕伯格（Stoltenberg）和他的同事们发现受督者的发展分为四个阶段：依赖阶段（dependency），依赖—自主阶段（dependency-autonomous），有条件的依赖阶段（conditional dependency）及专业精熟阶段（master professional）。想必你也愿意了解哪些描述接近于你现在的发展阶段。

●**依赖阶段**：如果你的功能处在第一阶段，你可能会体验到高度焦虑和不安的感觉。这可能会使你难以专注于来访者并处理会谈中出现的材料。你可能会发现自己只能聚焦于在会谈中存活下来，你盼着快点回到督导中告诉你下一步做什么。督导者的作用就是提供结构、安全和涵容。她承担了督导会谈的主要责任，并通过对你专注地倾听和给你积极的反馈来鼓励你发展。在这个阶段，看到你的督导者的努力对你很有帮助，她做了"应对"（coping）的榜样，而非她自己的职业实践的"行家"的榜样。

●**依赖—自主阶段**：如果你的功能处在第二阶段，你可能摇摆于过度自信和不知所措之间。你将已经发展出了一系列的干预技术，但你可能会发现你对理论的理解超出了自己现有的技术水平。虽然自信能在会谈中存活下来，但你可能会发现当同时监控过程的议题与反移情时，你就很难参与到会谈中去。在这个阶段，你很容易对自己的工作能力感到沮丧，这很常见，这些感受可以得到督导者的指导。斯托尔滕伯格和他的同事们建议，如果你的功能处于这个阶段，督导者应使用劝导性而非权威性的督导姿态，以鼓励你的自主性。

●**有条件的依赖阶段**：在第三阶段，你会感到自己的技术更加连贯一致，对工作更有信心。在会谈中你将能够聚焦于过程议题和自身的反移情。在工作中，你将更具有自发性和创造性，更愿意坦承作为治疗师的长处与弱点。概括地说，你会更少依赖督导者，除非有非常明确的需要成长的问题。在这个阶段，督导基本上不会聚焦于在会谈中存活的策略，而是集中在你工作中的想法和感受上。督导者应该使用支持来平衡对你的挑战。在这个阶段，建议督导者以共同探索作为偏好的方法来进行督导。

●**专业精熟阶段**：如果你到了第四阶段，你在工作中将富有自主性，有能力去面对你的个人和职业议题。你和督导者的关系，更多地表现为同事的、咨商的关系。在督导结构和督导过程方面，你们责任共享。现在，既然你也许可以自我督导了，那么也可以讨论你自己做督导的议题了。

斯托尔滕伯格等人（1998）认为，极少（如果有的话）有治疗师能在临床工作的所有方面达到第四阶段，因此发展的任务从来都没有终结之时。事实上，当我们的工作取得进展之时，通过深入培训发展了新的技能之时，或者人生面临危机之时，即便是那些几乎已经处于第四阶段的人也会发现，自己有更契合更早期的、更依赖的那些阶段的需求。而且，既然我们无法知道自己无意识的内容是什么，那么，无论我们有多么资深，我们都依然需要这样一个空间，可以在其中反思自己的盲点、工作对我们的影响以及反移情。

发展模型也适用于成为一个督导者的情况。如果你有兴趣想了解更多，那么，你可以了解斯托尔滕伯格和他的同事们为督导者提供的补充模型。

你的督导者需要根据你的发展水平来构建督导，这一点很重要。了解你的督导者的经验如何同样有帮助，因为她自己的发展阶段会显著影响她如何应对督导你这个事情。沃特金斯（Watkins,

1995）建议避免某些督导者与受督者的配对。通常来说，新手督导者督导新手受督者是可取的。新手督导者可能会发现要督导处于第二阶段的受督者是蛮有问题的，因为这一阶段的受督者被普遍认为是最难督导的。如果，作为新手督导者自己缺乏自信或被某些感觉压倒了，那么这个督导者将不能够提供给处于第二阶段的受督者所需要的稳定感。相似的是，处于阶段三或阶段四的受督者可能完完全全压过那些缺乏自信和经验的督导者。这个督导者会在这个阶段感到焦虑或者感到自己对于受督者是多余的，因为受督者有很好的自主性，甚至可能是比她更优秀的治疗师。

发展理论很好地描绘了精神动力治疗模型的地图。最初你会严重依赖你的督导者，这点已达成共识。随着对督导者的内摄，你开始逐步模仿他。随着你的进步，你使用自己内在督导者（internal supervisor）的能力得以发展（Casememt,1985）。

督导中的动力

正如我们把自己带入与来访者的工作之中一样，我们和我们的督导者也把自己投入督导关系之中。对于权威、多样性、不同来访者群体的态度，以及坚定持有的信念，都将在督导关系中暴露无遗。我们的防御结构亦然。正如特怀曼（Twyman，2007）所指出的，这些因素会深远地影响如何进行督导和讨论什么内容。此外，督导者和受督者都将他们对于督导过程、相关机构（无论是培训机构、专业体系还是雇佣机构）和督导二元体中的另一方的移情反应带入督导关系。约翰逊（2007）根据自己做受督者的体验，描述了"开眼界者"(The Eye-Opener)、"羞辱者"(The Humiliator)、"万事通"（The Know-it-all）、"助人者"（The Facilitator）、"过客"（The By-passer）、"同事"（The Colleague）和"修复者"（The Restorer）。每个化名背后的故事都在举例展现督导者和受督者之间人格与移情的联结是如何影响还在成长中的治疗师约翰逊的。

督导中的移情与反移情

和所有的老师一样，督导者经常是首要的移情感觉的焦点。在很多情况下，督导关系中都会有一定程度的退行，如果你的成长需求在某个特别的来访者那里反映出来，则尤其如此。有时受训者对其培训机构的负移情会影响督导关系。受训者可能会怀疑机构认可的督导者，或者如果督导者防范该机构的话，受训者又会将其理想化。这些都无助于构建坚实的督导关系。在教育角色之外，督导者还兼有评估和把关的角色。把关角色可能会唤起（有时非常强烈）受督者的被迫害感。这些因素合在一起，可能使你更易对督导产生强烈的移情反应，因而就不能够在督导中像成人那样起作用。

由于督导关系是同事关系（尽管地位和经验方面有很大的差异）而非来访者和治疗师的关系，其中的移情与反移情的感受可能更难

使用督导的技术

处理。但它们是需要处理的，而且负担这一责任的主要人士是督导者，尤其是如果你作为治疗师刚开始自己的职业生涯，对处理这一主题缺乏自信心的时候。督导的移情关系很少在督导中讨论，因此得以常态化（normalise）的机会非常有限。这阻碍了探索督导中的移情如何影响受督者的发展或者对来访者的工作。魏内（Weiner，2007）提议在督导中要有一些辅助的分析，这是处理好督导移情所必备的。但是，在这样做的时候，很重要的一点是，你的督导者把你当成同行，而不是来访者。

和治疗关系一样，督导的移情和反移情也可能开始于首次会谈之前，就像下面的片段所描述的一样。

> 理查德的培训即将结束，他担心自己最后一年的财务问题。他已经为培训牺牲了很多，为了可以成为兼职心理治疗师，他卖掉了自己的别墅，买了一间公寓。他的督导格雷厄姆出乎意料地宣布退休，理查德迫切需要一位新的督导者。格雷厄姆建议他联系默里，一位经验丰富的督导者，他有空当，因为他最近才搬到这个地区。格雷厄姆补充说他最近和默里交流过，他正为能否找到足够多的病人和受督者以维持他的收入而焦虑。理查德和默里通了电话，向他解释了自己的情况。在询问收费时，默里提到的费用远高于理查德的预期，或者说超过了他的实际支付能力。理查德接受了，但私下觉得被利用了。这激发了理查德有关父亲的强烈移情感受，在他

孩提时期，父亲轻视他的需要。他试图通过防御性的认同默里来处理这种感受，在他的想象中，默里和他一样生活节俭、量入为出，需要高收费来平衡收支。然而，当理查德来到默里家接受第一次督导时，他感到怒不可遏了。因为，默里不但住在很大的别墅中，还有两辆豪车停在私家车道上。

督导者也可能体验到与其受督者相关的强烈感受。有时这是对材料或者对来访者的反移情。平行过程（Searles，1955）是潜在的有用的信息资源，借此可以了解治疗关系中正在发生着什么。然而，还有些时候，受督者抑或来访者的复杂的认同和防御机制会对督导及治疗的质量造成消极的影响。雅各布斯（1993）指出，尽管在临床情境中我们总是要对反移情保持敏锐，但在督导中却常常避开了。出于对受督者的认同，督导者会不加批判地接受受督者对来访者的非常规治疗方法，而通常情况下，他应该会表示质疑的。这会对来访者在治疗中的进步造成负面影响。在反思这种经验时，雅各布斯认为督导者厘清自己到底是在对什么作出反应时会尤其困难，因为各种各样的现象都会影响到他们。这包括督导者对来访者、对受督者、对受督者的治疗师、对督导者自己以前的治疗师和受训时的督导者，以及受督者受训的机构或工作的机构的无意识反应。

督导者和受督者之间的移情 / 反移情矩阵如何呈现，这会影响到治疗工作，正如治疗性的移情 / 反移情矩阵也会影响督导工作一样。

就像德瓦尔德（Dewald，1987）所观察到的，它还会影响受督者的学习能力。成功地处理督导矩阵能够深化、丰富督导和治疗，但有的时候，激烈的负移情会削弱督导的活力。这种影响可能是一方针对另一方，有时也可能是相互影响。如果这种情况发生，你和督导者双方都需要付出努力，通过坦诚地、非批判地讨论你们之间所发生的情况来尝试克服负面的影响。若做不到这一点，那唯一的选择就是更换督导者了。

督导关系中的羞耻感

我们的职业是这样的，"用到的主要工具是个体的人，而非仅仅是他/她所拥有的技术，从而培训的焦点是让初学者能以自己的方式去实践"（Carroll，1996:26）。在督导中，我们作为治疗师，暴露自己的无意识的运作机制以及对世界及来访者的扭曲的观念。这就给督导者和受督者都带来了挑战。作为受督者，在面对这些差异的时候——我们作为治疗师想要怎样做与我们实际所做之间的差异，尤其是在我们参与演出自己与来访者之间的动力的时候所呈现出的差异——会是很痛苦的。而作为督导者，在面对受督者的扭曲和见诸行动之时，想要保有仁爱的自我和超我的活动也是很难的（Driver，2008）。

泰勒进一步提出，督导者卷入工作中再造了俄狄浦斯三角——来访者、治疗师和督导者。她写道，"督导为心理治疗增加了一个维度，另一个复杂的层次，在此，督导者作为治疗师—病人二元体之中的第三方出现"（2007:125）。督导者会被体验为一位"蜜月中的伴护"（a chaperone on a honeymoon），挡在治疗双方的亲密关系中间（Berman，2000:276）。就像俄狄浦斯的经典故事，这位第三者，通过观察二元体中发生了什么，使这一对儿明白他们关系的本质。虽然伴随的洞察可能是有价值、有用的，但了解这些依然会引发羞耻感。

羞耻感还会因督导中内在力量的失衡而增强，这会诱发督导关系中的退行成分，并伴随着受督者的恐惧和渴望。随着被理想化了的督导者被整合进受督者的自我理想中，有关督导者专业能力的理想化也会进一步增加羞耻感。这就是督导者的个人性格以及建立好的督导联盟如此重要的原因。如果拥有强有力的督导联盟，那么引发羞耻感的经历就能够被管理，或者更容易消散掉。

不同的人体验到羞耻感的容易程度是不一样的。如果你"易于羞耻"（shame-prone），在督导中你可能会一直很挣扎，因为你的局限性被第三者看到了。如果你有一个严厉的超我和理想化的治疗关系的观念，当治疗工作的某些方面暴露了你的弱点时，你将尤其容易感到羞耻。弱点可能通过以下情况暴露出来：对某个来访者产生负面的或性的反应，参与了治疗中的活动，或者面临治疗的失败或僵局。或者，你可能会担心督导者不喜欢自己，或者负面评价自己。所有这些都是督导中正常的焦虑，但如果你易于羞耻，你的焦虑就会加剧。

羞耻体验会妨碍好的治疗实践的行为。你可能会对督导者隐瞒自己工作的一些方面，以保护你和来访者之间的亲密关系。你可能

使用督导的技术

会有意识地合理化：你的督导者不懂，或不需要知道，以此来为自己辩护。然而，不公开你与来访者的关系，可能会导致见诸行动，甚至在某些时候，出现违背伦理道德的行为。毫无疑问，这样做会导致你的好奇心下降，进而影响学习。多年来，我逐渐开始怀疑，如果我总是找理由不把某个特别的来访者或者某些方面的材料带到督导中，我就是在隐藏着什么东西。不可避免的是，当我讨论了我的来访者之后，我意识到确实有些什么是我早先不想看到的，也不准备让我的督导者向我阐释。有趣的是，一旦我把我的来访者或材料带入督导，我就能学到一些东西，既能促进治疗工作，又可激励我自身的发展。

置身督导之中，还会激起你对你的督导者或者为她所拥有的知识和权力感到不舒服。如果你不能忍受她具有或展现出比你更丰富的知识，就会导致关系出现困难。你可能会通过以下方式防御掉这些感觉：蔑视她，或试图证明你和她知道的一样多，不允许她给予你任何东西。这往往又一次与羞耻感联系在一起：你处于弱势，你的工作要被仔细审查。

我们都会使用我们的防御结构保护自己免于羞耻感。然而，如果我们需要不断地防御羞耻感，那么就会对我们帮助来访者的能力以及对他们保持共情的能力造成负面影响。因此，作为受督者，重要的是要采取步骤承认羞耻，并在自我督导中进行处理。如果你知道自己易于羞耻，你应当尽量寻找一位督导者来帮助你管理可能诱发你羞耻感的情境。

有效使用督导

如果你正在挑选督导者，那么你应该找一位理论取向和你自己的治疗师一致的人。在你职业生涯的早期，体验两种在技术或理论上观点非常不同的视角，会让你感到混淆不清的。作为受训者，你的督导者和治疗师实际上构成一对父母组合。如果他们主张不同的方法，感觉就好像某人是一个小孩，在家里他的父母关于什么构成"正确"的行为看法不同。这样有可能既使你婴儿化（infantilise），又延迟了你的发展。

被督导并非一个被动的过程，为了更有效地使用督导，你可以做很多事。霍金斯和修赫特（2006）关于你如何成为更有效的受督者，提供了一些有用的建议，包括：想清楚你的督导需求和设置督导协议。这一立场要求你为你与督导者的关系，以及你所接受的督导的质量承担一些责任。在心理动力督导中这样做会是重要的挑战。内在的等级学徒模式，连同动力性督导中的退行性动力，都会对更为确定性的方法（assertive approach）产生不利的影响。并非所有的督导者都接受过正规的督导培训，因此他们可能并没有接触过好的实操模型。但无论如何，重要的是从督导中最大限度地获益，以促进你自己的成长。这样做就会使你必须面对这些内在的困难。

| 拓展阅读 | Hawkins, P. and Shohet, R. (2006) *Supervision in the Helping Professions*(3rd editon). Buckingham: Open University Press. |

参考文献

Alexandris, A. and Vaslamatzis, G. (eds) (1993) *Countertransference: Theory, Technique, Teaching*. London: Karnac.

Alfille, H. and Cooper, J. (eds) (2002) *Dilemmas in the Consulting Room*. London: Karnac.

Aveline, M. (1999) The advantages of formulation over categorical diagnosis in explorative psychotherapy and psychodynamic management, *European Journal of Psychotherapy, Counselling and Health*, 2(2): 199-216.

Baker, R. (1993) The patient's discovery of the analyst as a new object, *International Journal of Psychoanalysis*, 74: 429-434.

Balint, M. (1968) *The Basic Fault: Therapeutic Aspects of Regression*. London: Tavistock.

Bateman, A. and Fonagy, P. (2004) *Psychotherapy for Borderline Personality Disorder: Mentalization-Based Treatment*. Oxford: Oxford University Press.

Berman, E. (2000) Psychoanalytic supervision: the intersubjective development, *International Journal of Psychoanalysis*, 81(2): 273-290.

Bion, W. R. (1962) *Learning from Experience*. London: Heinemann.

Bion, W. R. (1963) *Elements of Psychoanalysis*. London: Heinemann.

Bion, W. R. (1970) *Cogitations*. London: Heinemann.

Bollas, C. (1987) *The Shadow of Object: Psychoanalysis of Unthought Known*. London: Free Association.

Bolton, G., Howlett, S., Lago, C. and Wright , J. (eds) (2004) *Writing Cures: An Introductory Handbook of Writing in Counselling and Psychotherapy*. London: Brunner-Routledge.

Bowlby, J. (1988) *A Secure Base: Clinical Applications of Attachment Theory*. London: Routledge.

Brafman, A. H. (2006) Touching and affective closeness. In G. Galton (ed.), *Touch Papers: Dialogues on Touch in the Psychoanalytic Space*. London: Karnac.

Breckenridge, K.(2000) Physical touch in Psychoanalysis: a closet phenomenon, *Psychoanalytic Inquiry*, 20:2-20.

Brenner, C. (1976) *Psychoanalytic Technique and Psychoanalytic Conflict*. New York: International Universities Press.

Carroll, M. (1996) *Counselling Supervision: Theory, Skills, and Practice*. London: cassell.

Casement, A. (2001) *Jung and Analytic Psychology*. London: SAGE.

Casement, P. (1985) *On Learning from the Patient*. London: Tavistock.

Casement, P. (2000) The issue of touch: a retrospective overview. *Psychoanalytic Inquiry*, 20: 160-184.

Clarke, G.S. (2006) *Personal Relations Theory: Fairbairn, MacMurray and Suttie*. London: Routledge.

Coltart, N. E. C. (1986) Slouching towards Bethlehem...or Thinking the Unthinkable in Psychoanalysis. In G. Kohon (ed.), *The British School of Psychoanalysis: The Independent Tradition*. London: Free Association.

Coltart, N. E. C. (1993) *How to Survive as a Psychotherapist*. London: Sheldon.

Cooper, J. (2002) I Treat her like a human being: The role of naturalness in a boundaried relationship. In H. Alfille and J. Cooper (eds), *Dilemmas in the Consulting Room*. London: Karnac.

Cooper, M. (2008) *Essential Research Finding in Counselling and Psychotherapy: The Facts are Friendly*. London: SAGE.

Cox, M. (1978) *Structuring the Therapeutic Process: Compromise with Chaos.* Oxford: Pergamon.

Cozolino, L. (2002) *The Neuroscience of Psychotherapy: Building and Rebuilding the Human Brain.* New York: Norton.

Cozolino, L. (2004) *The Making of a Therapist: A Practical Guide for the Inner Journey.* New York: Norton.

Crits-Christoph, P. and Connolly Gibbons, M.B. (2003) Research Development on the Therapeutic Alliance in Psychodynamic Psychotherapy, *Psychoanalytic Inquiry*, 23(2): 332-349.

Cushway, D. (1992) Stress in Trainee Clinical Psychologists, *British Journal of Clinical Psychology*, 31:169-179.

Cushway, D. and Knibbs, J. (2004) Trainees' and Supervisors' perceptions of Supervision. In I. Fleming and L. Steen (eds), *Supervision and Clinical Psychology: Theory, Practice, and Perspectives.* Hove: Brunner-Routledge.

Davenloo, H. (1980) *Short-term Dynamic Psychotherapy.* New York: Aronson.

Derman, S. (2008) Endings and Beginnings. Paper Presented to the Institute of Psychoanalysis English Speaking Conference, London, October 10-12.

Dewald, D. A. (1987) *Learning Processes in Psychoanalytic Supervision: Complexities and Challenges.* Madison, CT: International Universities Press.

Doctor, R. (ed.) (2003) *Dangerous Patients: a Psychodynamic Approach to Risk Assessment and Management.* London: Karnac.

Driver, C. (2008) Assessment in Supervision. *British Journal of Psychotherapy*, 24(3): 328-342.

Etchegoyen, R. H. (1999) *The Fundamentals of Psychoanalytic Technique* (2nd edition). London: Karnac.

Fairbairn, W. R. D. (1952) *Psychoanalytic Studies of the Personality*. London: Routledge.

Fairbairn, W. R. D. (1958) on the Nature and Aims of Psychoanalytical Treatment. *International Journal of Psychoanalysis*, 39: 374-385.

Fonagy, P. and Target, M. (2003) *Psychoanalytic Theories: Perspectives from Developmental Psychopathology*. London: Whurr.

Forrester, J. (1997) *Truth Games: Lies, Money and Psychoanalysis*. Cambridge, MA: Harvard University Press.

Fosshage, J. L. (2000) The Meaning of Touch in Psychoanalysis: a time for reassessment. *Psychoanalytic Inquiry*, 20: 21-43.

Frawley-O'Dea, M. G. and Sarnat, J. E. (2001) *The Supervisory Relationship: a Contemporary Psychoanalytic Approach*, New York: Guilford.

Freud, S. (1923) *Two Encyclopaedia Articles*. Standard Edition18.

Gerhardt, S. (2004) *Why Love Matters: How Affection Shapes a Baby's Brain*. Hove: Brunner-Routledge.

Gerrard, J. (2007) Enactment in the countertransference: with Special Reference to Rescue Fantasies with Hysterical Patients. *British Journal of Psychotherapy*, 23 (2): 217-230.

Gill, M. (1979) The Analysis of the transference. *Journal of American Psychoanalytic Association*, 27(Supplement): 263-288.

Glasser, M. (1979) Some Aspects of the Role of Aggression in the Perversions. In I. Rosen(ed.), *Sexual Deviation* (2nd edition). Oxford: Oxford University Press.

Glover, E. (1955) *The Technique of Psychoanalysis*. New York: International Universities Press.

Greenson, R. (1967) *The Technique and Practice of Psychoanalysis*. London: Karnac.

Hart, S. (2008) *Brain, Attachment, Personality: an Introduction to Neuroaffective Development*. London: Karnac.

Hawkins, P. and Shohet, R. (2001) *Supervision in the Helping Professions* (2nd edition). Buckingham: Open University Press.

Hawkins, P. and Shohet, R. (2006) *Supervision in the Helping Professions* (3nd edition). Buckingham: Open University Press.

Haynal, A. (1993) Ferenzi and the Origin of Psychoanalytic Technique. In L. Aron and A. Harris (eds). *The Legacy of Sandor Ferenzi*. Hillsdale, NJ: Analytic.

Hebb, D. O. (1949) *The Organization of Behavior: A Neuropsychological Theory*. New York: Wiley.

Hedges, L. E. (2000) *Facing the Challenge of Liability in Psychotherapy: Practicing Defensively*. Northvale, NJ: Aroson.

Heimann, P. (1950) On Countertransference. *International Journal of Psychoanalysis*, 31: 81-84.

Heimann, P. (1956) Dynamics of transference *Interpretations*. *International Journal of Psychoanalysis*, 37: 303-310.

Heimann, P. (1960) Countertransference. *British Journal of Medical Psychology*, 33: 9-15.

Holmes, J. (2001) *The Search for Secure Base: Attachment Theory and Psychotherapy*. Hove: Brunner-Routledge.

Holmes, J. (2006) Mentalizing from a Psychoanalytic Perspective: What's new? In J. G. Allen and P. Fonagy(eds). *Handbook of Mentalization-Based Treatment*. Chichester: Wiley.

Howard, S. (2006) *Psychodynamic Counselling in a Nutshell*. London: SAGE.

Howard, S. (2007) Models of Supervision. In A. Petts and B. Shapley(eds), *On Supervision: Psychoanalytic and Jungian Analytic*

Perspectives. London: Karnac.

Hurry, A. (1998) Psychoanalysis and Developmental Therapy. In A. Hurry (eds), *Psychoanalytic Monographs No 3: Psychoanalysis and Developmental Therapy.* London: Karnac.

Jacobs, M. (2004) *Psychodynamic Counselling in Action* (3nd edition). London: SAGE.

Jacobs, T. (1993) Transference-Countertransference Interactions in the supervisory Situation: Some Observations. In A. Alexandris and G. Vaslamatzis(eds), *Countertransference: Theory, Technique, Teaching.* London: Karnac.

Johnson, S. (2007) Some Personal Experiences of Supervision. In A. Petts and B. Shapley (eds), *On Supervision: Psychoanalytic and Jungian Analytic Perspectives.* London: Karnac.

Johnson, S. and Ruszczynski, S. (eds) (1999) *Psychoanalytic Psychotherapy in the Independent Tradition.* London: Karnac.

Kernberg, O. F. (2004) *Contemporary Controversies in Psychoanalytic Theory, Techniques and their Applications.* New Haven: Yale University Press.

King, P.(1977) Affective Responses of the Therapist to the Patient's Communication. *International Journal of Psychoanalysis,* 61(4): 451-573.

Klauber, J. (1986) *Difficulties in the Analytic Encounter.* London: Free Association Books/Maresfield Library.

Kohut, H. (1985) *The Analysis of the Self.* New York: International Universities Press.

Kumin, I. (1996) *Pre-Object Relatedness: Early Attachment and the Psychoanalytic Situation.* New York: Guilford.

Leiper, R. (2006) Psychodynamic Formulation: a prince Betrayed and Disinherited. In L. Johnson and R. Dallos (eds), *Formulation in Psychology and Psychotherapy: Making Sense of People's Problems*. London: Routledge.

Leiper, R. with Kent, R. (2001) *Working Through Setbacks in Psychotherapy: Crisis, Impasse and Relapse*. London: SAGE.

Lemma, A. (2003) *Introduction to the Practice of Psychoanalytic Psychotherapy*. Chichester: Wiley.

Lemma, A., Roth, A., and Pilling, S. (2008) *The Competencies Required to Deliver Effective Psychoanalytic/ Psychodynamic Therapy*. Research Department of Clinical, Educational and Health Psychology, UCL. Available at www.ucl.ac.uk/clinicalPsychology/CORE/ Psychodynamic_framework.htm

Leuzinger-Bohleber, M. and Target, M. (2002) *Outcomes of Psychodynamic Treatment: Perspectives for Therapists and Researchers*. London: Whurr.

Lipton, S. (1977) The Advantages of Freud's Technique as Shown in his Psychoanalysis of the Ratman. *International Journal of Psychoanalysis*, 60: 255-273.

Little, M. (1987) *Transference Neurosis and Transference Psychosis: Towards Basic Unity*. London: Free Association Books/Maresfield Library.

Luborsky, L. and Crits-Cristoph, P. (1998) *Understanding Transference: The Core Conflictual Relationship Theme Method* (2nd edition). Washington, D. C. : American Psychological Association.

Luepnitz, D. A. (2002) *Schopenhauer's Porcupines: Intimacy and its Dilemmas: Five Stories of Psychotherapy*. New York: Basic.

Malan, D. H. (1979) *Individual Psychotherapy and the Science of Psychodynamics*. London: Butterworth.

Mander, G. (2007) *Diversity, Discipline and Devotion in Psychoanalytic*

Psychotherapy: Clinical and Training Perspectives. London: Karnac.

McLaughlin, J. L. (1995) Touching Limits in the Psychoanalytic Dyad. *Psychoanalytic Quarterly,* 64: 433-465.

McLeod, J. (2004) *The Counsellor's Workbook: Developing a Personal Approach.* Maidenhead: Open University Press.

McWilliams, N. (1999) *Psychoanalytic Case Formulation.* New York: Guilford.

McWilliams, N. (2004) P*sychoanalytic Therapy: a Practitioner's Guide.* New York: Guilford.

Meltzer, D. (1967) *The Psychoanalytic Process.* London: Heinemann.

Menninger, K. (1958) *Theory of Psychoanalytic Technique.* New York: Basic.

Mollon, P. (2000*) Ideas in Psychoanalysis: The Unconscious.* Cambridge: Icon.

Mollon, P. (2004) *Releasing the Self: The Healing Legacy of Heinz Kohut.* London: Whurr.

Money-Kyrle, R. (1977) On being a Psychoanalyst. In D. Melter and E. O'Shaughnessy (eds),*The Collected Papers of Roger Money-Kyrle.* Strath Tay: Clunie.

Montagu, A. (1986) *Touching: The Human Significance of the Skin.* New York: Harper Row.

Novick, J. and Novick, K. K. (2006) *Good Goodbyes: Knowing How to End in Psychotherapy and Psychoanalysis.* New York: Aroson.

Parsons, M. (2007) Raiding the Inarticulate: the Internal Analytic Setting and Listening beyond Countertransference. *International Journal of Psychoanalysis,* 88: 1441-1456.

Rippere, V. and Williams, S. (eds) (1985) *Wounded Healers: Mental*

Health Workers' Experiences of Depression. Chichester: Wiley.

Roth, A. and Fonagy, P. (2005) *What Works for Whom? A Critical Review of Psychotherapy Research* (2nd edition). London: Guilford.

Safran, J. D. and Muran, J. C. (2000) *Negotiating the Therapeutic Alliance: a Relational Treatment Guide.* New York: Guilford.

Sandler, J. (ed.) (1988) *Projection, Identification, Projective Identification.* London: Karnac.

Sandler, J. and Perlow, M. (1988) Internalization and externalization. In J. Sandler (ed.), *Projection, Identification, Projective Identification.* London: Karnac.

Sandler, J. and Sandler, A. M. (1978) On the Development of Object Relationships and Affects. *International Journal of Psychoanalysis,* 59: 285-296.

Sandler, J. and Sandler, A. M. (1997) A Psychoanalytic Theory of Repression and the Unconscious. In J. Sandler and P. Fonagy (ed.), *Recovered Memories of Abuse: True or False?* London: Karnac.

Sandler, J., Dare, C., and Holder, A. (1973) *The Patient and the Analyst.* London: Maresfield Library.

Scaife, J. (2001) *Supervision in the Mental Health Professions: A Practitioner's Guide.* Hove: Brunner-Routledge.

Schore, A. N. (1994) *Affect Regulation and the Origin of the Self: the Neurobiology of the Emotional Development.* Hillsdale, NJ: Erlbaum.

Schore, A. N. (2003) *Affect Regulation and the Repair of the Self.* New York: Norton.

Searles, H. F. (1955) The Informational Value of the Supervisor's Emotional Experience. In H. F. Searles (ed.), *Collected Papers in Schizophrenia and Related Subjects.* London: Hogarth.

Segal, H. (1993) Countertransference. In A. Alexandris and G.

Vaslamatzis (eds.), *Countertransference: Theory, Technique, Teaching.* London: Karnac.

Shriver, L. (2005) *We Need Talk about Kevin.* London: Serpent's Tail.

Siegel, D. J. (1999) *The Developing Mind: Towards a Neurobiology of Interpersonal Experience.* New York: Guilford.

Steiner, J. (1993) *Psychic Retreats: Pathological Organizations in Psychotic, Neurotic and Borderline Patients.* London: Routledge.

Steiner, J. (2008) Transference to the Analyst as an Excluded Observer. *International Journal of Psychoanalysis,* 89(1): 39-54.

Sternberg, J. (2005) *Infant Observation at the Heart of Training.* London: Karnac.

Stewart, H. (1992) *Psychic Experience and Problems of Technique.* London: Tavistock/ Routledge.

Stoltenberg, C. D., McNeil, B. and Delworth, U. (1998) *IDM Supervision: An Integrated Developmental Model for Supervising Counsellors and Therapists.* San Francisco, CA: Jossey-Bass.

Symington, N. (1986) *The Analytic Experience: Lectures from the Tavistock.* London: Free Association.

Symington, N. (2008) Generosity of Heart: Source of Sanity. *British Journal of Psychotherapy,* 24(4): 488-500.

Taylor, D. (2002) Money-Symbol and Reality. In H. Alfille and J. Cooper (eds), *Dilemmas in the Consulting Room.* London: Karnac.

Taylor, D. (2007) The Supervision Triangle. In A. Petts and B. Shapley (eds), *On Supervision: Psychoanalytic and Jungian Analytic Perspectives.* London: Karnac.

Tonnesmann, M. (2005) Transference and Countertransference: an Historical Approach. In S. Budd and R. Rusbridger (eds), *Introducing Psychoanalysis: Essential Themes and Topics.* London: Routledge.

Twyman, M. (2007) Some Dynamics in Supervision. In A. Petts and B. Shapley (eds), *On Supervision: Psychoanalytic and Jungian Analytic Perspectives*. London: Karnac.

Tyndale, A. (1999)How Far is Transference Interpretation Essential for Psychic Change? In S. Johnson and S. Ruszczynski (eds), *Psychoanalytic Psychotherapy in the Independent Tradition*. London: Karnac.

Tyndale, A. (2002) The Patient's Narrative : the Therapist's Response. In H. Alfille and J. Cooper(eds), *Dilemmas in the Consulting Room*. London: Karnac.

Vaillant, G. E. (1977) *Adaptation to Life*. Boston: Little & Brown.

Vanheule, S. (2009) Psychotherapy and Research : a Relation that Needs to be Reinvented, *British Journal of Psychotherapy*, 25(1): 91-109.

Wallerstein, R. (ed.) (1992) *The Common Ground of Psychoanalysis*. New Jersey: Aronson.

Watkins, C. E. (1995) Psychotherapy Supervisor and Supervisee: Developmental Models and Research Nine Years on, *Clinical Psychology Review*, 15(7):647-680.

Webb, A. and Wheeler, S. (1998) How Honest do Counsellors Dare to be in the Supervisory Relationship? An Exploratory Study, *British Journal of Guidance and Counselling*, 26(4): 509-524.

Weiner, J. (2007) The Analyst's Countertransference When Supervising: Friends or Foe? In A. Petts and B. Shapley (eds), *On Supervision: Psychoanalytic and Jungian Analytic Perspectives*. London: Karnac.

Winnicott, D. W. (1965a) Ego Distortions in terms of True and False Self. In D. W. Winnicott (eds), *The Maturational Process and the Facilitating Environment*. London: Hogarth.

Winnicott, D. W.(1965b) The Aims of Psycho-analytical Treatment.

In D. W. Winnicott (ed.), *The Maturational Process and the Facilitating Environment*. London: Hogarth.

Winnicott, D. W. (1975) Hate in the Countertransference. In D. W. Winnicott (ed.), *Through Paediatrics to Psychoanalysis: Collected Papers*. London: Karnac.

Woods, M. Z. (2003) Developmental Considerations in an adult Psychoanalysis. In V. Greene (ed.), *Emotional Development in Psychoanalysis, Attachment Theory and Neuroscience*. Hove: Brunner-Routledge.

术语和人名

abuse	虐待、滥用
acting out	见诸行动
advice	建议
affect	情感
aggression	攻击，侵犯
aims in therapy/counselling	咨询（治疗）目的
ambivalence	矛盾心理
analytic attitude	分析性的态度
analytic ear	分析性倾听
analytic frame	分析性的框架
anger	愤怒
anxiety	焦虑
assessment	评估
asymmetrical relationship	不对称关系
attachment activation	依恋激活
Attachment Theory	依恋理论
attunement	调谐
authenticity	真诚
autobiographical competence	自传的能力
autobiography	自传
baby observation	婴儿观察
Balint, M.	迈克尔·巴林特
beginning therapy/counselling	开始治疗（咨询）
benefits of therapy/counselling	治疗（咨询）的效益
biography	传记
Bion, W.	威尔弗雷德·鲁普莱希特·比昂
Boundaries	边界
Bowlby, J.	约翰·鲍尔比
brain functioning	大脑功能

breaks	中断
case study extracts	个案研究摘要
challenge to therapists/counselors	治疗（咨询）师的挑战
childhood experience	儿童期经历
child time	孩童时期
choosing a supervisor	挑选督导
clarification	澄清
client-centred interpretations	以来访者为中心的解释
cognitive-behavioural therapy	认知行为疗法
communication	交流
competences	胜任力
compulsion	强迫
confidentiality	保密
conflict	冲突
conflict approaches to interpretation	冲突的解释
consulting room	咨询室
contact between session	会谈时间外的接触
containment	涵容
contracts	协议
corrective emotional experience	矫正性的情感体验
countertransference	反移情
Cozolino, L.	路易斯·科佐林诺
death instinct	死本能
defences	防御
deficit	缺陷
denial	否认
dependency	依赖
depressive position	抑郁心位
developmental approaches to therapy/counselling	
	治疗／咨询的发展方式
developmental difficulties	发展的困难

dilemmas	两难困境
disclosure	揭露
diversity	多样性
dreams	梦
early experience	早期经验
education about therapy/counselling	与治疗（咨询）相关的教育
ego	自我
emotions	情绪
empathy	共情
enactment	活现
ending	终止
environmental failure	环境的失败
envy	嫉羡
Etchegoyen, H.	奥拉西奥·埃切戈延
ethical issue	伦理问题
evently suspended attention	定期的暂停关注
expectations	期望
external world	外部世界
facilitating environment	促进性的环境
Fairbairn, R.	罗纳德·费尔贝恩
false self	假自体
fantasy	幻想
fiction	谎言
financial relationship	财务关系
first session	首次会谈
fitness to practice	实践的合适性
Fonagy, P.	彼得·冯纳吉
formulation	构想
frame	框架
free association	自由联想
Freud, S.	西格蒙德·弗洛伊德

genuineness	真实
gifts	礼物
good-enough mothering	足够好的母亲
gratitude	感激
group process	团体过程
guilt	内疚
hate	憎恨
holding environment	抱持性的环境
holidays	假日
hostility	敌意
Howard, S.	苏珊·霍华德
humour	幽默
hypotheses	假设
id	本我
idealization	理想化
identification	认同
impingement	侵犯
Independent School	私立学校
informed consent	知情同意
innate	先天的
inner world	内部世界
insight	洞察
integrity	正直
internal world	内部世界
interpretations	诠释
isomorphic	同构的
jealousy	妒忌
Kernberg, O.	奥托·肯伯格
Klein, M.	梅兰妮·克莱因

Kleinian	克莱因派
Kohut, H.	海因兹·科胡特
latent content	潜意识内容
Lemma, A.	亚历山德拉·莱玛
levels of consciousness	意识的水平
listening skills	倾听技巧
long-term therapy and counselling	长程治疗和咨询
loss of therapist	治疗师的损失
manifest content	显梦
maternal holding	母性的抱持
McWilliams, N.	南希·麦克威廉斯
memory	记忆
mentalization	心智化
metaphor	隐喻
middle stage of therapy	治疗的中间阶段
money	金钱
motivation to brain	大脑激活
narcissistic injury	自恋受挫
negative therapeutic reaction	负性治疗反应
neural plasticity	神经可塑性
neuroscience	神经科学
neutrality	中立
non-judgemental	非评判的
non-knowing	不知道的
object	客体
observation	观察
obsessive-complusive disorder	强迫症
oedipal situation	俄狄浦斯情结
orientation	取向

术语和人名

othering	他者化
outcome of therapy	治疗结果
outsider	外部世界
parallel process	平行过程
paranoid-schizoid position	偏执—分裂心位
paternal holding	父母的抱持
personal counselling or therapy	个体咨询或治疗
phantasy	幻想（无意识的）
poetry	诗歌
power differential	权力区别
preconscious	前意识
presents	礼物
primary process thinking	初级思维过程
privacy	隐私
professional rivalry	职业竞争
projection	投射
projective identification	投射性认同
psychodynamic approach	心理动力方法
qualifications	资格证书
qualities in therapist/counselor	治疗师（咨询师）的素质
real relationship	真实关系
referring on	转介
regression	退行
regulation of affect	情感调节
re-introject	重新内摄
Relation School	关系学派
reliability	可靠性
repetition of the past	重复过去
repression	压抑
research on psychotherapy	心理治疗方面的研究
resistance	阻抗

risk assessment	风险评估
risks of therapy /counselling	治疗（咨询）风险
route into therapy /counseling	治疗（咨询）路线
sado-masochistic relationship	施虐—受虐关系
safe space	安全空间
safety of therapist/counselor	治疗师（咨询师）的安全感
Schore, A.	艾伦·肖尔
self	自体
self-disclosure	自我揭露
self-esteem	自尊
self-harm	自我伤害
self-regulate	自我调节
self-repair	自我修复
session	会谈
sexualisation	性化
shame	羞耻
short-term intervention	短程干预
silence	沉默
splitting	分裂
suicidal clients	有自杀倾向的来访者
superego	超我
supervision	督导
symbolism	象征化
symmetrical relationship	对称关系
synchronicity	同步性
talking	谈话
theoretical orientation of author	作者的理论取向
therapeutic abstinence	治疗性的节制
therapeutic relationship	治疗关系
touch	触摸
transference	移情

transitional	过渡的
trauma	创伤
Triangle of Conflict and Person	冲突三角和个人三角
true self	真自体
trust	信任
uncertainty	不确定性
unconscious	潜意识
unconscious communication	潜意识交流
unthought known	未经思考的已知
Vicky, case study	维姬，个案研究
Winnicott, D.	唐纳德·温尼科特

图书在版编目（CIP）数据

心理动力咨询及治疗技术 /（英）苏珊·霍华德
（Susan Howard）著；吴明霞等译. --重庆：重庆大学
出版社，2017.9
（心理咨询技术和实务系列）
书名原文：Skills in Psychodynamic Counselling &
Psychotherapy
ISBN 978-7-5689-0788-0

Ⅰ.①心… Ⅱ.①苏…②吴… Ⅲ.①精神疗法
Ⅳ.①R749.055

中国版本图书馆CIP数据核字（2017）第219291号

心理动力咨询及治疗技术
xinli dongli zixun ji zhiliao jishu

［英］苏珊·霍华德　著
吴明霞　等译

鹿鸣心理策划人：王　斌
策划编辑：温亚男
责任编辑：杨　敬　许红梅
装帧设计：刘　伟
责任校对：刘志刚
责任印制：赵　晟

重庆大学出版社出版发行
出版人：易树平
社址：（401331）重庆市沙坪坝区大学城西路21号
网址：http://www.cqup.com.cn
重庆共创印务有限公司印刷

开本：890mm×1240mm　1/32　印张：11　字数：219千
2018年1月第1版　　2018年1月第1次印刷
ISBN 978-7-5689-0788-0　定价：49.00元

版贸核渝字（2014）第 189 号